CADEIAS POSTEROMEDIANAS

CIP-BRASIL. CATALOGAÇÃO NA PUBLICAÇÃO
SINDICATO NACIONAL DOS EDITORES DE LIVROS, RJ

C197c
Campignion, Philippe
　　Cadeias posteromedianas : cadeias musculares e articulares: método G.D.S. / Philippe Campignion ; tradução Renata Ungier. – São Paulo : Summus, 2015.
　　176 p. : il.　　　　(Cadeias musculares e articulares: método g.d.s. ; 4)

　　Tradução de: Les chaînes postéro-médianes
　　Inclui bibliografia
　　ISBN 978-85-323-1030-9

　　1. Fisioterapia. 2. Fisiologia. I. Título. II. Série.

15-23897　　　　　　　　　　　　　　　　　　　　　　　　CDD: 616.7
　　　　　　　　　　　　　　　　　　　　　　　　　　　　CDU: 617.3

www.summus.com.br

Compre em lugar de fotocopiar.
Cada real que você dá por um livro recompensa seus autores
e os convida a produzir mais sobre o tema;
incentiva seus editores a encomendar, traduzir e publicar
outras obras sobre o assunto;
e paga aos livreiros por estocar e levar até você livros
para a sua informação e o seu entretenimento.
Cada real que você dá pela fotocópia não autorizada de um livro
financia o crime
e ajuda a matar a produção intelectual de seu país.

CADEIAS POSTEROMEDIANAS

**Cadeias
Musculares e Articulares
Método G.D.S.**

Philippe Campignion

summus
editorial

Do original em língua francesa
LES CHAÎNES POSTÉRO-MÉDIANES
Les chaînes musculaires et articulaires – Méthode G.D.S.
Copyright © 2015 by Philippe Campignion
Direitos desta edição reservados por Summus Editorial

Editora executiva: **Soraia Bini Cury**
Assistente editorial: **Michelle Neris**
Tradução: **Renata Ungier**
Capa: **Santana**
Projeto gráfico: **Crayon Editorial**
Diagramação: **Santana**
Impressão: **Intergraf**

Summus Editorial
Departamento editorial
Rua Itapicuru, 613 – 7º andar
05006-000 – São Paulo – SP
Fone: (11) 3872-3322
Fax: (11) 3872-7476
http://www.summus.com.br
e-mail: summus@summus.com.br

Atendimento ao consumidor
Summus Editorial
Fone: (11) 3865-9890

Vendas por atacado
Fone: (11) 3873-8638
Fax: (11) 3872-7476
e-mail: vendas@summus.com.br

Impresso no Brasil

Agradecimentos

Aos professores do aspecto biomecânico, Isabelle Bestel, Dominique Chaland e Bernard Valentin, pela revisão, correções e críticas sensatas.

A Renata Ungier (Brasil), Aida Lencina e Elia Verdu-Bellod (Espanha), pela revisão e tradução deste livro.

Aos membros do ICTGDS, Marguerite Denys, Bénédicte Struyf e Marie Van Dong-Struyf, por seus conselhos acerca do aspecto comportamental.

A Cédric Carré, pelas verificações anatômicas e seu perfeito domínio da nova nomenclatura.

A Clélia Vaqué, pela verificação ortográfica.

Todo o meu reconhecimento a Godelieve Denys-Struyf, pelo material que ela nos transmitiu e que continua a me apaixonar.

Sumário

Prefácio 9

Primeira parte
Considerações gerais
sobre as cadeias posteromedianas 11

**As cadeias posteromedianas são cadeias
que refletem elementos da personalidade** 12

Segunda parte
Anatomofisiopatologia
das cadeias posteromedianas 21

**Como a pulsão PM se materializa na
região do seu pivô primário, o tornozelo?** 23

As cadeias posteromedianas nos membros inferiores 26

As cadeias posteromedianas no tronco 56

As cadeias posteromedianas na bacia 80

As cadeias posteromedianas no pescoço e no crânio 105

As cadeias posteromedianas no membro superior 142

Terceira parte
Princípios de tratamento 155

Na vida, há etapas particularmente delicadas para essa PM 166

Precauções terapêuticas específicas para PM 168

Conclusão 171

Referências bibliográficas 173

Prefácio

Ao abordar as cadeias posteromedianas, não posso me impedir de relembrar meus primeiros passos na fisioterapia globalista, particularmente a aprendizagem do método de Françoise Mézières, em 1976-77. Rendo, então, homenagem a essa pioneira que foi Françoise Mézières, cujo ensinamento marcou meu percurso profissional com uma mudança radical. Foi, de fato, a primeira vez que se ouviu falar em cadeias musculares e globalidade em fisioterapia. Na época, não se discutia que a cadeia posterior agrupava, sem distinção de plano, praticamente todos os músculos posteriores do tronco e dos membros inferiores. A seguir, ela acrescentou outros músculos, como o diafragma e mesmo os músculos anteriores, que Godelieve Denys-Struyf associou a outras cadeias que, eventualmente, se combinam com a posterior.

Somente alguns anos mais tarde, em 1980, fui iniciado ao método G.D.S. Nele, encontrei, além de uma evidente complementaridade, uma verdadeira abertura para uma visão ainda mais global do homem total.

Do ponto de vista anatômico e fisiológico, para além de certas semelhanças, as diferenças são importantes. Uma diferenciação entre os planos superficial e profundo conduziu Godelieve Denys-Struyf a descrever dois pares de encadeamentos distintos: posteroanteriores (PA), de que fazem parte os músculos profundos das costas; e posteromedianos (PM), de que fazem parte os músculos dos planos médio e superficial. Os primeiros (PA) são considerados antigravitários, pois se opõem ao achatamento engendrado pela gravidade. Os segundos (PM) estão implicados no endireitamento na posição vertical, que caracteriza o humano bípede. Estes últimos serão o assunto deste segundo tomo das cadeias do eixo vertical.

Enquanto as estruturas comportamentais suscetíveis de determinar uma dominância das cadeias anteromedianas (AM) se relacionam com a esfera afetiva e a noção de enraizamento na matéria, aquelas suscetíveis de determinar uma dominância das cadeias posteromedianas se ligam a uma motivação de descoberta do mundo fora de si.

A necessidade de buscar a segurança motivada por AM é, aqui, completada por uma necessidade de ação, de exploração, de conquista do saber e do saber fazer. Isso implica, para o terapeuta, uma abordagem adaptada, dado que os sujeitos que funcionam nessa dinâmica PM experimentam muitas dificuldades para se centrar, se AM não for suficientemente nutrido.

Primeira parte

Considerações gerais
sobre as cadeias posteromedianas

As cadeias posteromedianas são cadeias que refletem elementos da personalidade

Retomemos a imagem dos bebês posicionados sobre a cruz, que simboliza os eixos vertical – da personalidade – e horizontal – ou relacional.

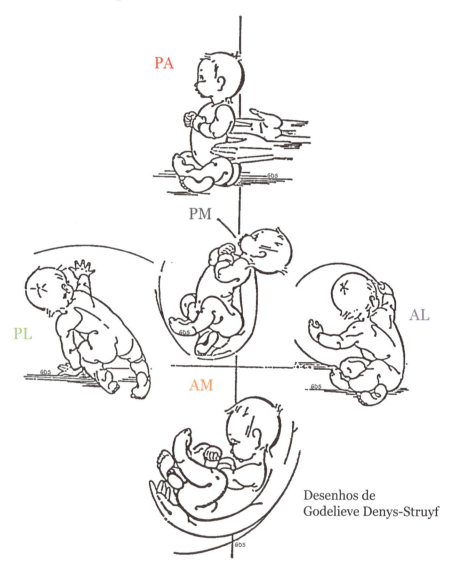

Figura 1

AL e PL, estruturas do eixo horizontal a serviço do comportamento relacional
AM, PM e PA, estruturas do eixo vertical a serviço da personalidade

O bebê que simboliza a PM toma seu lugar entre o bebê enrolado em cifose numa posição em AM, que ocupa a base desse eixo vertical, e aquele ereto em posição sentada numa atitude em PA, ocupando o ápice do mesmo eixo.

Essa atitude do bebê arqueado em PM simboliza uma orientação para fora de mim, a descoberta do ambiente, a necessidade de dominar esse ambiente.

PM, cuja residência está no tórax, propulsiona o humano avante, numa necessidade de ação.

Situada entre AM, cuja residência é a bacia, próxima da terra, e PA, cuja residência é no crânio, perto do céu, uma PM realizada simboliza a condição do homem erigido entre céu e terra.

Poderíamos tomar a imagem da árvore, cara a Godelieve Denys-Struyf, para simbolizar esse eixo vertical:

AM encontra naturalmente seu lugar nas raízes, simbolizando a ancoragem na terra.

PM encontra-se no tronco, mantido vertical.

PA está nos ramos, que constituem a coroa dessa árvore e tendem para o céu, para que as folhas AP possam captar a luz. Em sua essência, AP é também a seiva que circula no tronco e nos ramos.

Freud definia três condições essenciais para a realização da personalidade: a necessidade de ser amado, que poderíamos associar à AM; a necessidade de ser útil, que poderíamos associar à PM; e a necessidade de crer, que poderíamos associar à PA.

A imagem do pai como modelo, como guia é importante para que a criança possa integrar em si a PM. Notemos que não se trata necessariamente do pai biológico. Esse pai deverá ser capaz de dar a vez, de deixar espaço para que a criança possa se realizar, o que nem sempre é fácil.

As pessoas que funcionam nesse registro são perpetuamente estimuladas por novas descobertas. Uma vez dominado, o objeto de sua conquista não mais lhe interessa, então PM raramente está satisfeita. Envio o leitor, uma vez mais, à obra de Godelieve Denys-Struyf, que trata do aspecto comportamental das cadeias.

No primeiro tomo, ao abordar a correspondência com a filosofia da medicina tradicional chinesa, tivemos a oportunidade de precisar que os meridianos são canais em que circula a energia, enquanto as cadeias musculares são as ferramentas da expressão comportamental. Isso permite compreender que os dois, em geral, não se sobrepõem.

Insistimos no fato de que o músculo é a ferramenta da expressão psicocorporal e constitui, consequentemente, uma possível via de acesso ao caminho da tomada de consciência. Esse caminho é bem mais longo para os sujeitos que funcionam unicamente em PM, tendo a consciência corporal pouco desenvolvida. Essa conscientização deverá passar, mais frequentemente, pela imagem e pelo raciocínio, antes de aceitar submeter-se à vivência e à sensação, para reancorar o AM.

Figura 2

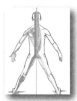

As cadeias posteromedianas devem seu nome à localização de seu trajeto, particularmente sobre o tronco e os membros inferiores. Detalharemos suas características gerais.

Embora presentes nos membros, as cadeias do eixo vertical imprimem sua marca principalmente no tronco e, mais especificamente, no plano sagital. Entretanto, os membros inferiores são muito relevantes para as cadeias posteromedianas, por conta da sua implicação na ortostase.

Elas são duplas, direita e esquerda, embora sua atividade seja mais marcada à esquerda.

A residência da PM é o tórax: a PM, que se caracteriza pela necessidade de dominar o ambiente e, no excesso, de assumir o poder sobre ele, instala sua residência no tórax. Não é no tórax que penduramos as condecorações por serviços prestados?

Nesse local, ela é controlada pela AM, que garante a cifose fisiológica em T8/T9, mas, uma vez que se torna excessiva, a PM é capaz de inverter o controle e apagar essa cifose, que seria indispensável à boa fisiologia da coluna vertebral.

Veremos adiante que *caberá à PM manter o sacro ancorado entre os ilíacos se permanecer de boa qualidade*. Inversamente, uma PM degradada ou excessiva "desancora" o sacro ao horizontalizá-lo e instabiliza a base pélvica.

Figura 2

Feudo:
O membro inferior, mais à esquerda

Representantes úteis:
O sóleo, o semitendíneo, o semimembranáceo e as fibras profundas do glúteo máximo

Residência:
O tórax

Pivô primário:
O tornozelo

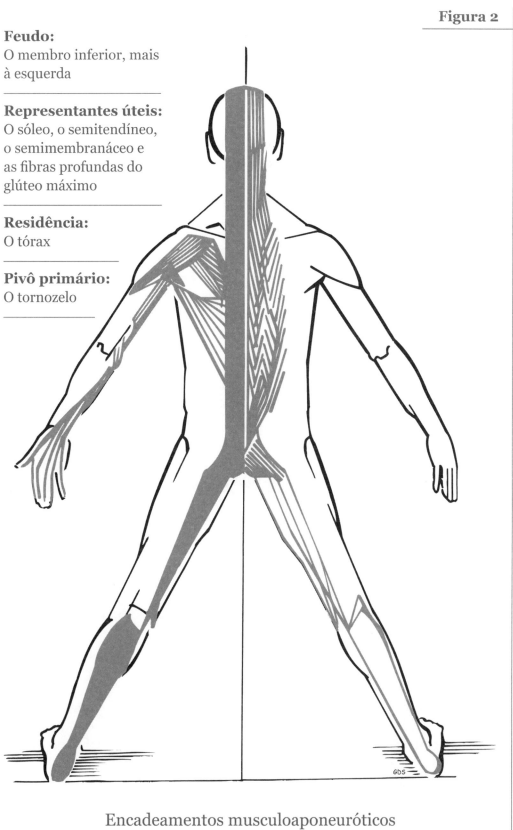

Encadeamentos musculoaponeuróticos posteromedianos PM
Desenho de G.D.S.

Figura 3

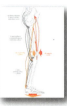

O feudo da PM está nos membros inferiores. Ela é representada nessa região por um conjunto de músculos distribuídos desde o calcanhar até a bacia, que participam do endireitamento:

- O sóleo verticaliza a tíbia e a fíbula.
- Os músculos isquiotibiais mediais (semimembranáceo e semitendíneo) verticalizam os ilíacos.
- Os feixes profundos do músculo glúteo máximo verticalizam o sacro e os ilíacos.

Uma PM pode ser considerada fisiológica enquanto respeitar o desaferrolhamento do joelho, de que AM é a artesã. Esse desaferrolhamento do joelho é indispensável para a boa fisiologia do quadríceps da AP, que empurra o chão para induzir o autocrescimento da coluna vertebral por ação dos músculos da PA: longo do pescoço e pré-vertebrais na frente; suboccipitais, rotadores e multífidos atrás.

Quando se torna excessiva, a PM se apossa desse joelho, aferrolhando-o em *recurvatum* e comprometendo o equilíbrio geral do corpo.

Sendo a PM *mais ativa à esquerda*, segundo o esquema assimétrico fisiológico, não é anormal encontrar sua marca mais evidente à esquerda.

PM é uma cadeia cujos músculos tomam ponto fixo embaixo. Cada músculo da PM deveria, então, *puxar para baixo* a partir de um ponto fixo embaixo; Godelieve Denys-Struyf falava de **sentido mecânico**.

Inversamente, *a tensão passa, de músculo para músculo, de baixo para cima*, é o que ela chamava de **sentido energético**.

Figura 4

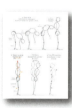

A PM é muito implicada na ortostase, responsabilidade que ela partilha com a AM e a PA.

Retomando uma afirmação de Buffon, certos antropólogos comentam, não sem humor, que a bipedia é, antes de mais nada, um problema de "bunda". Por "bunda", é preciso naturalmente entender glúteo máximo, cujas fibras profundas são justamente de PM.

Ossos descobertos em escavações arqueológicas evidenciaram a presença de espinhas ilíacas posterossuperiores bem marcadas, atestando a utilização do glúteo máximo na ortostase, assim como o exame das tuberosidades isquiáticas permite precisar a utilização dos isquiotibiais. Essas marcas permitem diferenciar um bípede de um quadrúpede.

Figura 3

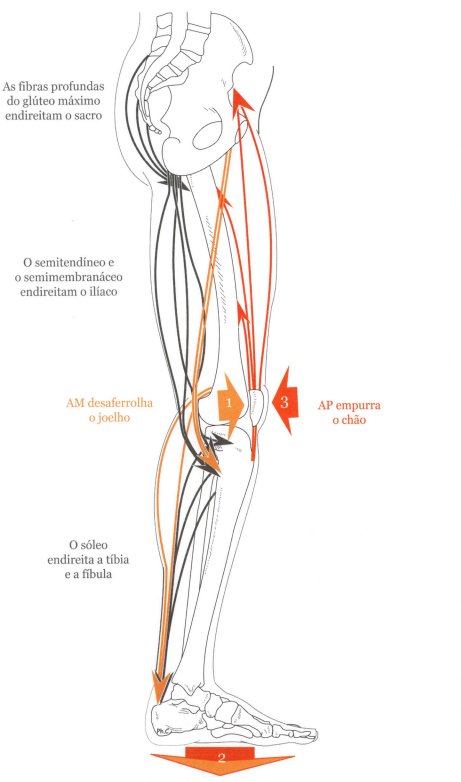

As fibras profundas do glúteo máximo endireitam o sacro

O semitendíneo e o semimembranáceo endireitam o ilíaco

AM desaferrolha o joelho

AP empurra o chão

O sóleo endireita a tíbia e a fíbula

O feudo da PM está no membro inferior
Segundo G.D.S.

Cadeias posteromedianas 17

Os esquemas da Figura 4a ilustram o papel da PM no endireitamento do tronco a partir da posição fletida. O sóleo **assegura a verticalidade do segmento da perna**, e os isquiotibiais mediais e as fibras profundas dos glúteos máximos podem então endireitar os ilíacos e o sacro.

Os epaxiais, também da PM, endireitam, então, o tronco e, somente no final, os músculos semiespinal e longuíssimo da cabeça **endireitam a massa cefálica**.

Esse encadeamento, que é também proposto por outras disciplinas, é frequentemente difícil de se reprogramar.

Em posição ortostática (Figura 4b), a PM deve deixar espaço no tronco para a PA, que assegura sua ereção vertical.

Na estrela da pentacoordenação, a PM controla a PA, tal controle se efetuando a distância:

- PM, que tem feudo no membro inferior, em condição que respeite a ancoragem de AM nos joelhos e em T8, mantém a fixação ao solo, o que permite manter os pés no chão, tanto literalmente quanto no sentido figurado. Ela deve se provar humilde, limitando-se a ajudar PA a erigir o tronco, sem propulsioná-lo à frente.
- O feudo da PA se situa na coluna cervicotorácica, que ela erige, aliviando, assim, a coluna vertebral da ação da gravidade.
- PA, cuja residência é o crânio, se volta para a espiritualidade e pode, às vezes, perder o senso de realidade, sobretudo se lhe falta AM.

O equilíbrio entre essas três estruturas é precário. A PM freia o desequilíbrio anterior do corpo (Figura 4c), mas é grande o risco de tomada de poder da PM sobre PA e AM. Mecanicamente, é no momento que a PM progride e se torna excessiva no tronco, obrigando AM a abandonar T8, que propulsiona o corpo à frente e impede PA de se expressar (Figura 4d).

Figura 4

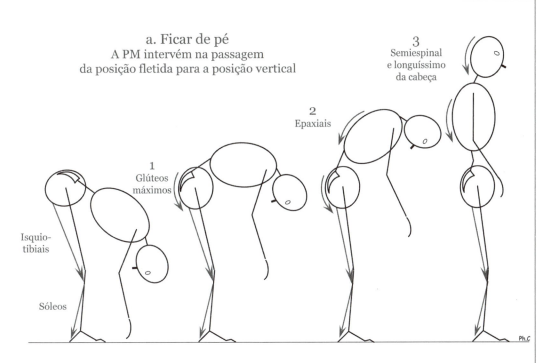

a. Ficar de pé
A PM intervém na passagem da posição fletida para a posição vertical

1 Glúteos máximos
2 Epaxiais
3 Semiespinal e longuíssimo da cabeça

Isquiotibiais

Sóleos

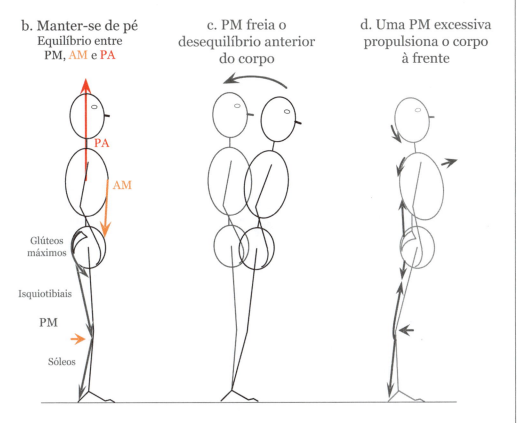

b. Manter-se de pé
Equilíbrio entre PM, AM e PA

c. PM freia o desequilíbrio anterior do corpo

d. Uma PM excessiva propulsiona o corpo à frente

Glúteos máximos

Isquiotibiais

PM

Sóleos

A PM na posição ortostática
Segundo G.D.S.

Segunda parte

Anatomofisiopatologia
das cadeias posteromedianas

Vamos nos interessar principalmente pelas ações dos músculos sobre a estática e pelas marcas que eles inscrevem no corpo, diferenciando as marcas ditas úteis daquelas desorganizantes.

Finalmente, evocaremos **as patologias** ligadas ao excesso de atividade das cadeias posteromedianas.

Figura 5

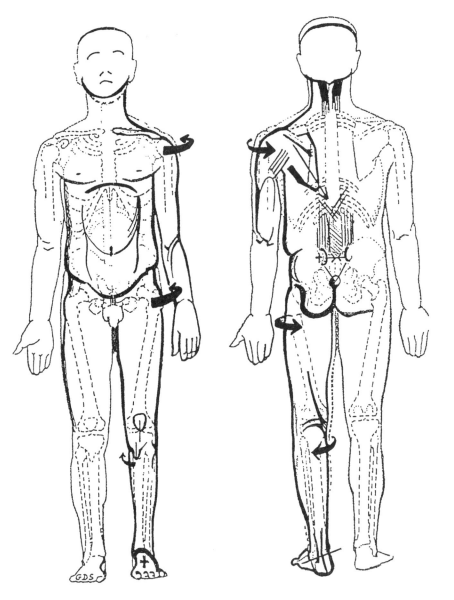

Sequência articular PM
Desenho de G.D.S.

Como a pulsão PM se materializa na região do seu pivô primário, o tornozelo?

Figura 5

O pivô primário da PM se situa no tornozelo. É nessa região que a dinâmica psicocorporal se materializa, pela ativação dos músculos flexores dos dedos e sóleos.

A motivação primeira dessa PM, que consiste em ir adiante e realizar a PA ideal, se materializa pela ativação dos músculos flexores dos dedos, com os pés se agarrando ao chão para encontrar um ponto de apoio, a fim de deflagrar essa *pulsão para a frente*.

Em contrapartida, esses músculos flexores, ajudados pelo músculo sóleo, puxam a tíbia para trás (Figura 5a 1). Tudo se passa, então, como se o corpo começasse por alargar seu polígono de sustentação para trás, a fim de poder, em seguida, ir mais longe para a frente.

O corpo inteiro, desequilibrado para a frente (2), é forçado, para se reequilibrar, a se suspender aos músculos tensionados por esse desequilíbrio, no caso os músculos situados na face posterior do corpo (3).

Quando essa situação é meramente temporária, em resposta ao alongamento sofrido, os músculos posteriores conseguem, trabalhando a partir de um ponto fixo embaixo, trazer o corpo de volta para trás a cada vez que ele oscila para a frente. Referimo-nos à **linguagem falada** enquanto isso é possível, enquanto a marca de PM em seu pivô primário não estiver fixada demais para permitir essa recuperação de equilíbrio.

Porém, isso só é possível quando a AM consegue ocupar seu espaço na região do joelho. De fato, sem o desaferrolhamento do joelho de que ela é a artesã, os músculos isquiotibiais mediais e glúteos máximos não podem encontrar o bom ponto fixo inferior para fincar a bacia embaixo (3).

Os músculos da PM são muito sensíveis à queda do corpo para a frente, particularmente da massa pélvica, sobretudo os isquiotibiais, aos quais se atribui com excessiva frequência uma responsabilidade, quando na verdade eles são, na maioria dos casos, reativos a um desequilíbrio suscitado por uma pulsão comportamental. Seu alongamento abusivo é, portanto, fadado ao fracasso, na medida em que o desequilíbrio causal não é corrigido.

Paradoxalmente, em vez de compensar o desequilíbrio que originou sua reação, os músculos da PM, ao exagerar essa reação, terminam por fixar esse desequilíbrio. Nesse momento, encontramo-nos verdadeiramente na **linguagem gravada** do corpo, que perde sua adaptabilidade (Figura 5b).

Os músculos sóleos fixam a tíbia em *recurvatum*, mantendo o desequilíbrio anterior do corpo.

Os isquiotibiais mediais, para se oporem ao risco de báscula anterior da bacia e preservar *os ilíacos em posição vertical*, necessitam encontrar um ponto fixo sobre as tíbias. Nesse caso, eles se permitirão puxar para trás. Obrigados a trabalhar em corda de arco, *os isquiotibiais acentuam ainda mais esse recuo das tíbias*. Paradoxalmente, embora sejam flexores do joelho na dinâmica, eles podem, na estática, participar da instalação de um *recurvatum do joelho*.

Os glúteos máximos *perdem seu ponto fixo sobre o fêmur e abandonam o sacro*. Em vez de mantê-lo em boa posição entre os ilíacos, o que seria sua ação fisiológica do ponto de vista da estática, eles se tornam extensores da articulação do quadril, agravando ainda mais a propulsão para a frente.

Os músculos epaxiais *basculam as massas torácica e cefálica posteriormente para compensar o desequilíbrio anterior*. Entretanto, privados de um ponto fixo sobre a parte caudal dos eretores da raque, subtensionados pelo glúteo máximo, eles trabalham em corda de arco e *horizontalizam o sacro, que se desancora do espaço entre os ilíacos*.

De suas observações primordiais, Françoise Mézières deduziu que os músculos da cadeia posterior se conduzem como um único músculo, tensionado do calcâneo ao occipital, e se refletem sobre a polia do quadril na bacia, daí a ideia de utilizar posturas em quadrado para alongá-la.

No estágio de degradação que acabamos de vislumbrar, suporíamos que as coisas não se dessem exatamente dessa forma. Haveria, de fato, duas PMs que se oporiam na região da bacia (Figura 6b):

- aquela do tronco, trabalhando em corda de arco e em concêntrico, que propulsiona o tronco à frente;
- aquela dos membros inferiores, que trabalha igualmente em corda de arco, mas, de certo modo, em excêntrico.

Veremos, mais adiante, que o resultado disso é uma dissociação sacroilíaca.

Figura 6

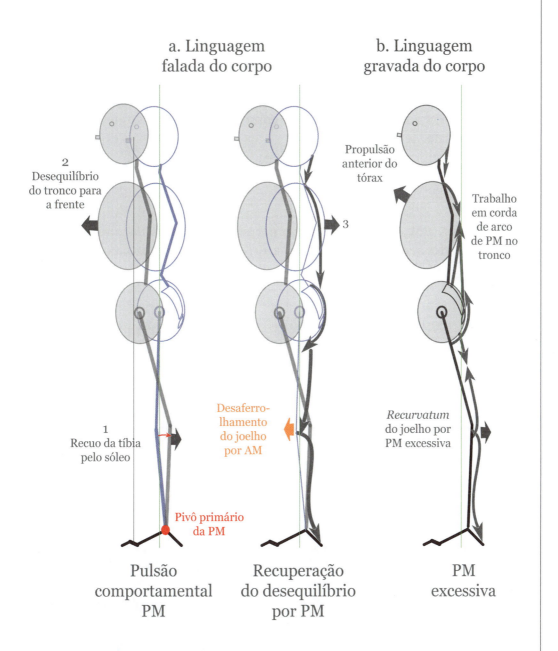

O tornozelo é o pivô primário da
pulsão comportamental PM
Segundo G.D.S.

Cadeias posteromedianas

As cadeias posteromedianas nos membros inferiores

Para que a PM possa desfrutar do papel que lhe cabe na bipedia, é importante que os músculos que a compõem trabalhem a partir de um ponto fixo inferior e tracionem para baixo. Por sua vez, o recrutamento muscular, na constituição da cadeia, se faz de baixo para cima. Começaremos, então, sua descrição na altura do pé.

Como a PM domina à esquerda no corpo, a maioria dos esquemas mostra o lado esquerdo.

Figura 7

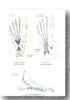

A PM desempenha um papel primordial na manutenção do arco plantar, cujos guardiões são os músculos flexor curto dos dedos e quadrado plantar.

O músculo flexor curto dos dedos se origina sobre o processo medial da tuberosidade do *calcâneo* e a face profunda da *aponeurose plantar*.

Ele se insere igualmente sobre os septos fibrosos que o separam, medialmente, do abdutor do hálux da AM e, lateralmente, do abdutor do dedo mínimo da PL.

Seus quatro feixes carnudos se prolongam anteriormente por quatro tendões que, após terem sido perfurados pelos tendões do flexor longo dos dedos, se fixam próximos aos bordos laterais da face plantar *das segundas falanges dos quatro últimos dedos*.

Ele é, evidentemente, *flexor das duas primeiras falanges dos quatro últimos dedos*.

Ele subtensiona a aponeurose plantar, o que lhe permite *manter os arcos longitudinais do pé*.

O quadrado plantar se origina sobre o calcâneo por dois feixes: um medial, que se insere sobre a *face medial do calcâneo*; e outro lateral, que nasce do bordo lateral da *face inferior do calcâneo*.

Os dois feixes se fusionam anteriormente para terminar sobre o bordo posterior do tendão comum do flexor longo dos dedos. Ele faz por merecer o nome *acessório do flexor longo* que lhe atribuem certos autores, dado que corrige a obliquidade desse músculo, trazendo sua ação ao plano sagital.

Ele está em contato com o ligamento calcaneocuboide plantar, sobre o qual eventualmente se insere (Figuras 7b e 8a). Este último se fixa na face inferior do calcâneo, à frente dos dois processos de sua tuberosidade, e se divide em dois feixes:
- um profundo, que se alarga para unir-se à face inferior do cuboide, atrás do sulco do tendão do músculo fibular longo;
- um superficial, que atinge o cuboide sobre a tuberosidade, a partir de onde se fixa fortemente, antes de terminar em quatro feixes sobre as bases dos três ou quatro últimos metatarsais.

Figura 7

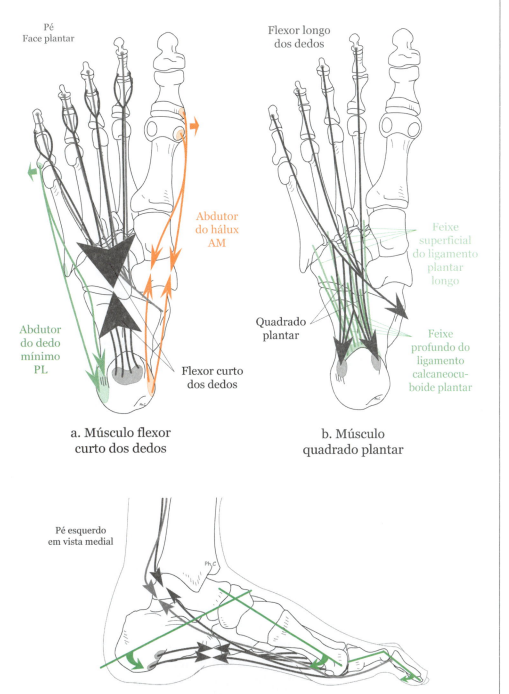

a. Músculo flexor curto dos dedos

b. Músculo quadrado plantar

c. Os músculos plantares contribuem para a manutenção dos arcos longitudinais do pé

Os músculos flexor curto dos dedos e quadrado plantar
Segundo C. Libersa

Tendo em vista sua disposição, os dois músculos pré-citados poderiam ser os "ligamentos ativos" desse ligamento, opondo-se ao afundamento do calcâneo e do arco longitudinal lateral, do qual o cuboide é o ápice.

É certamente na região dos tendões de inserção desses músculos plantares, ou desse ligamento sobre o calcâneo, que aparece o tão doloroso **esporão calcâneo**. Por inúmeras vezes, constatei o aparecimento desse esporão calcâneo, não em um pé cavo, mas em um pé que, com o envelhecimento, afunda. Portanto, os músculos flexores plantares são, nesse caso, muito mais vítimas do que culpados. Seu alongamento não traz resultados, enquanto a *reconstrução dos arcos do pé*, trabalho longo e fastidioso, se mostra bem mais lucrativa.

Figura 8

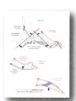

No excesso, os músculos da PM estão implicados nas deformações de pés cavos e de dedos em martelo.

Os músculos flexores plantares, estudados na figura precedente, encurtam a distância entre o calcâneo e os dedos, acentuando os arcos longitudinais, tanto lateral quanto medial (Figura 8a).
O calcâneo se verticaliza (1), enquanto os metatarsais se flexionam (2).
Os dedos se retraem em uma posição dita "em martelo", que associa uma extensão da primeira falange a uma flexão da segunda. Tal deformação é o resultado de uma escalada de tensão entre os flexores da PM, de um lado, e os extensores da AP, de outro (Figura 8b).
As articulações metatarsofalângicas do segundo, terceiro e quarto raios se afundam, o que origina uma irritação e processos dolorosos, correspondentes ao que os podólogos denominam síndrome de Denis, que pode ser confundida com a síndrome de Morton. Esta resulta, por sua vez, da excessiva diminuição do espaço entre os metatarsais.
Os lumbricais de AL, cuja função é coordenar o antagonismo entre esses músculos flexores e extensores, permitem, ao contrário, uma flexão da primeira falange sobre o metatarsal e uma extensão da segunda (Figura 8c). Sua refuncionalização é, portanto, absolutamente indicada. Em sinergia com a cabeça transversa do músculo adutor do hálux e com os interósseos plantares, também de AL, eles participam da manutenção do arco transverso anterior e aliviam as articulações metatarsofalângicas, particularmente do segundo e terceiro raios, de uma excessiva pressão sobre o chão.

Figura 8

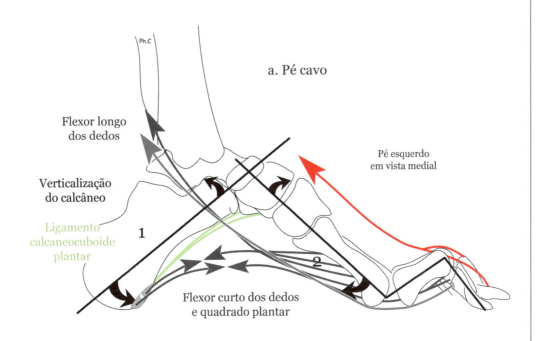

a. Pé cavo

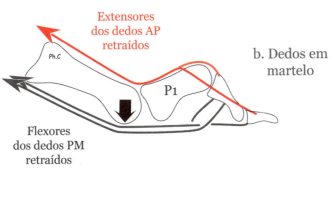

b. Dedos em martelo

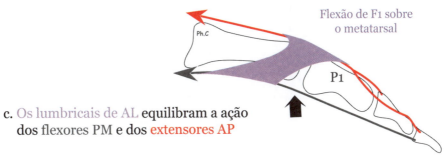

c. Os lumbricais de AL equilibram a ação dos flexores PM e dos extensores AP

Marcas de uma PM excessiva no pé

Figura 9

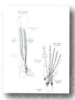 Os músculos flexor longo dos dedos e flexor longo do hálux vêm completar a ação dos músculos flexores plantares.

O músculo flexor longo dos dedos se insere proximalmente sobre *a margem inferior da linha do músculo sóleo, na tíbia*, imediatamente abaixo do músculo sóleo que, aliás, o recobre. Sua inserção se estende ao *terço médio da face posterior da tíbia* e *sobre o septo muscular que o separa do* tibial posterior de AL.

Seu tendão terminal, que se origina bem proximal no corpo muscular, se reflete posteriormente ao maléolo medial, no sulco que ele ocupa com o tibial posterior. Ele aborda a planta do pé, passando sob a tróclea fibular, e cruza o tendão do músculo flexor longo do hálux, antes de se dividir em quatro tendões distintos, destinados às *bases das últimas falanges dos quatro últimos dedos*.

Ele é, evidentemente, *flexor dos quatro últimos dedos, bem como flexor plantar da articulação talocrural*.

Do ponto de vista da estática, ao permitir que os dedos se agarrem ao chão, ele facilita a ortostase e contribui, como os músculos supracitados, para a *manutenção dos arcos longitudinais do pé*.

Ele desempenha um papel no equilíbrio sagital do corpo, papel esse que detalharemos após termos apresentado os demais músculos aos quais ele se associa nessa função.

O músculo flexor longo do hálux se origina dos dois terços inferiores da *face posterior da fíbula e da parte inferior da membrana interóssea*, lateralmente ao tibial posterior da AL. Seu tendão terminal passa atrás da tíbia, então atrás do tálus e, finalmente, no sulco do tendão do músculo flexor longo do hálux, medialmente no calcâneo, por onde ele aborda a região plantar, sob o sustentáculo do tálus.

Seu tendão cruza o do flexor longo dos dedos, para o qual ele envia algumas fibras, e se insere na *base da segunda falange do hálux*.

Sua ação é a mesma que a do precedente, porém limitando-se ao hálux.

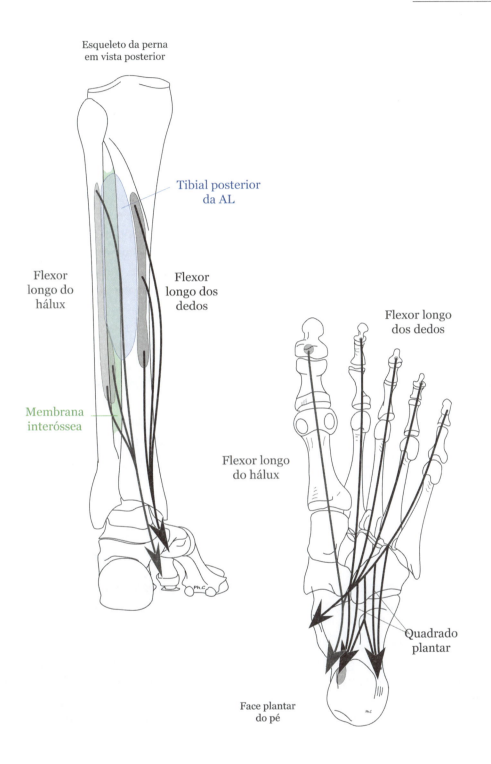

Os músculos flexor longo dos dedos
e flexor longo do hálux
Segundo C. Libersa

Cadeias posteromedianas

Figura 10

 O sóleo é um dos principais músculos da PM.

Lembremo-nos do tendão de aquiles, pois se trata de um ponto frágil da PM.

O sóleo recobre o tibial posterior e os flexores dos artelhos, situados no plano profundo.

Ele se insere proximalmente sobre *a parte posteromedial da cabeça da fíbula e sobre o terço proximal de sua face posterior*. Ele se insere igualmente sobre *a linha do músculo sóleo na tíbia*, assim como sobre *o terço médio de seu bordo medial*. Suas duas inserções proximais são ligadas por um arco fibroso, *o arco tendíneo do músculo sóleo* (1), que permite a passagem do nervo ciático poplíteo medial, bem como do tronco arterial tibiofibular, que prolonga a artéria poplítea e se divide, a seguir, em artéria tibial anterior e posterior, assegurando a vascularização de todo o segmento da perna.

Uma compressão nessa região pode prejudicar a irrigação da perna e do pé. É admitido, atualmente, que uma compressão muscular, como a que pode ocorrer na altura dessa arcada, em caso de retração do músculo poplíteo, constitui uma possível origem de **distúrbios circulatórios**. Françoise Mézières mencionava essa possível etiologia para certas formas de arterite.

As fibras musculares dirigem-se distalmente para encontrar uma aponeurose terminal que sobe muito proximalmente e se retrai progressivamente para baixo, fundindo-se com a aponeurose dos gastrocnêmios medial de AM e lateral de PL, para formar o **tendão de aquiles**, por cujo intermédio o músculo se fixa sobre *a face posterior do calcâneo*. Ele é separado do calcâneo por uma bolsa serosa (3).

As tendinites, frequentes nessa região, devem ser diferenciadas segundo sua localização, a fim de determinar sua etiologia (2):
- medial, relativa a um sofrimento do gastrocnêmio medial de AM;
- lateral, relativa a um sofrimento do gastrocnêmio lateral de PL;
- posterior e mediana, no território de influência do sóleo de PM.

O sóleo é *flexor plantar da articulação tibiotársica, na dinâmica, e intervém na corrida e no salto,* mas todos os anatomistas lhe conferem um papel preponderante na **manutenção do esqueleto da perna em posição vertical**.

Esse é um bom exemplo para compreender o que nós propomos em nossa visão da fisiologia muscular, em que o ponto de vista da estática é colocado em primeiro plano, sem para tanto refutar o ponto de vista da dinâmica. Vamos desenvolver essa ideia com maior precisão no parágrafo seguinte.

Figura 10

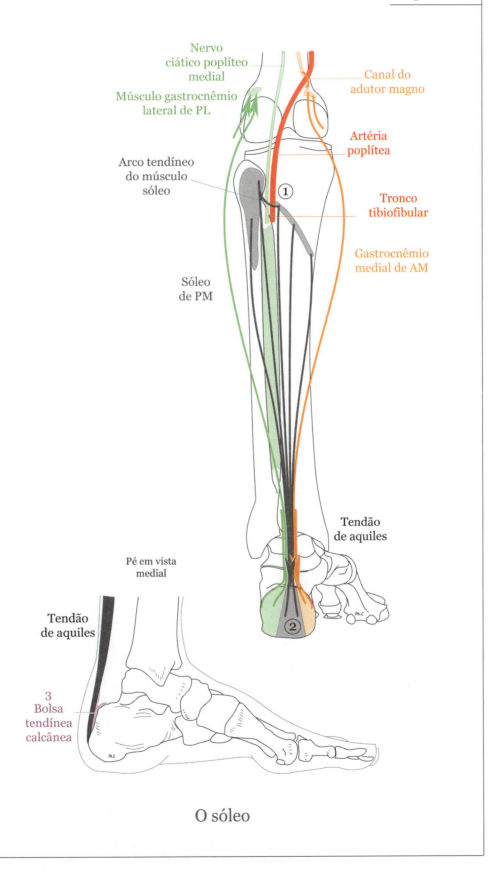

O sóleo

Cadeias posteromedianas 33

Figura 11

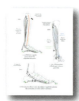

Os músculos flexores dos dedos e sóleo, estão fortemente implicados na manutenção da ortostase.

A ação estática reconhecida para o sóleo pode ser estendida aos músculos flexor longo dos dedos e flexor longo do hálux, pois **estes freiam a queda para a frente do esqueleto da perna e constituem a primeira ancoragem ao chão para a ortostase** (Figura 11a). Os flexores longos do hálux e dos dedos trabalham em sinergia com os flexores plantares supracitados (flexor curto dos dedos e quadrado plantar), a fim de *definir um ponto fixo no solo que os dedos agarram. De fato, para assumir sua tarefa, todos esses músculos devem poder tomar ponto fixo embaixo.*

Os músculos curtos, cujas fibras têm uma direção horizontal, *trabalham em corda de arco*, o que lhes permite "enganchar-se" ao chão com os dedos, mas também *manter o calcâneo em boa posição*, ou seja, oblíquo para cima e para a frente.

Isso favorece o sóleo, que encontra aí um ponto fixo sólido para verticalizar o segmento da perna (Figuras 11 a e b).

Na perna, esses três músculos da PM, associados ao tibial posterior da AL, contribuem para *manter a coesão entre a fíbula e a tíbia*. Essa ação repercute sobre a pinça tibiofibular, cujo fechamento eles asseguram, *reforçando a estabilidade da articulação tibiotársica* (Figura 11c).

Figura 12

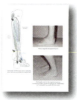

Uma hiperatividade dos músculos sóleo e flexor longo do hálux, associados ao tibial posterior de AL, pode conduzir a um fechamento excessivo da pinça tibiofibular.

Estando a pinça exageradamente fechada, *o tálus,* cuja polia é mais larga na frente que atrás, *encontra-se expulso anteriormente. A dorsiflexão do tornozelo vê-se limitada.* Qualquer tentativa de flexão da articulação tibiotársica é impedida por uma *luxação posterior do segmento da perna* (fíbula, mas também tíbia), como mostram as fotografias da Figura 12.

Desaconselha-se perseverar no alongamento, sob pena de acentuar a luxação do esqueleto da perna posteriormente e do tálus anteriormente. As técnicas miofasciais de inibição são preferíveis, ao menos em um primeiro momento.

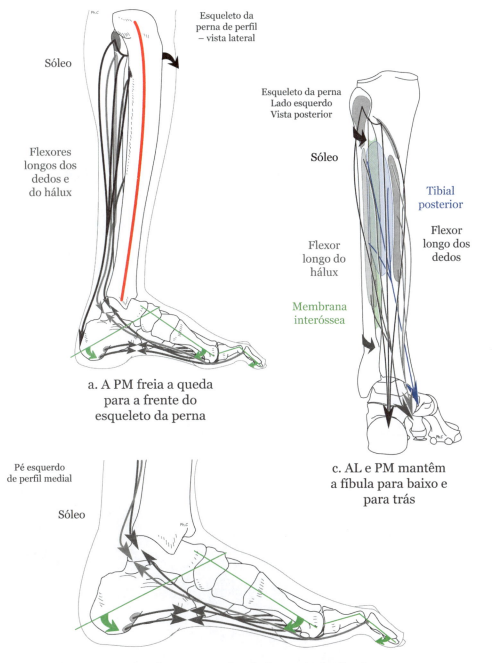

Figura 11

Os músculos flexores dos dedos e sóleos estão fortemente implicados na manutenção da posição de pé

Figura 12

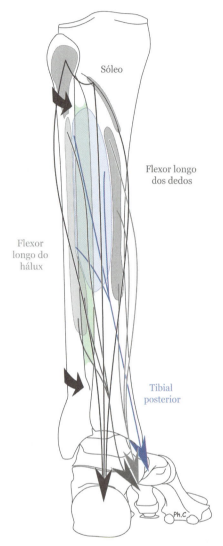

Subluxação da fíbula para baixo e para trás pelos músculos profundos da "panturrilha"

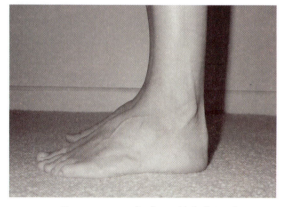

Recuo exagerado do maléolo lateral

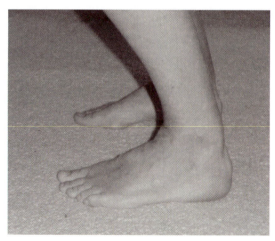

Subluxação posterior do esqueleto da perna em relação ao tálus, quando os músculos da "panturrilha" são tensionados na posição de *fente avant*

Fechamento excessivo da pinça tibiofibular pelos músculos da PM e da AL

36 Philippe Campignion

Figura 13

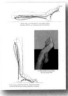 Sem carga, os músculos sóleo e flexores dos dedos bloqueiam o tornozelo em flexão plantar. Em carga, eles bloqueiam a tíbia em *recurvatum*.

Sem carga, a marca específica de uma PM é um **pé cavo mantido em varo equino** (Figura 13a).

Em carga, para chegar a pousar o calcanhar no chão, o sujeito é obrigado a inclinar o esqueleto da perna para trás, o que constitui uma das marcas mais representativas de uma PM excessiva. Lembremo-nos de que nos encontramos no nível do tornozelo, pivô primário da pulsão comportamental PM. É justamente o recuo da tíbia que está na origem do desequilíbrio anterior do tronco, que os músculos posteriores, constituintes da cadeia PM, serão levados a compensar.

Essas duas marcas resultam, então, da hiperatividade dos mesmos músculos, forçados, segundo as circunstâncias (em carga ou sem carga), a inverter seu ponto fixo. Essa situação se aplica a todos os músculos do corpo e necessita, da parte do cadeísta, de uma permanente adaptação às variações de ponto fixo.

Figura 14

 A tensão excessiva, ou mesmo a retração, do sóleo provoca a irritação do tendão de aquiles.

As tendinites do tendão de aquiles são frequentes nos terrenos PM em excesso. A verticalização do calcâneo, associada ao recuo do esqueleto da perna em relação ao tálus, favorece uma *compressão do tendão de aquiles* sobre esses elementos ósseos. A bolsa serosa situada entre o tendão e o calcâneo se encontra inflamada.

Em vez de aparecer em relevo, *o tendão de aquiles se esmaga, espessando-se lateralmente*. Em uma posição de *fente avant*[1] utilizada para alongar o sóleo, não raro vemos o relevo do tendão de aquiles dar lugar a um sulco emoldurado por duas saliências laterais, que verdadeiramente parecem corresponder aos recessos sinoviais repelidos lateralmente.

Evidentemente, isso pode chegar à *ruptura do tendão*.

---

1. Traduzida literalmente, seria "abertura para a frente". Refere-se a uma posição comumente utilizada para alongamento do tríceps sural, em que uma perna é levada à frente, flexionada, para que o efeito se dê na perna de trás.

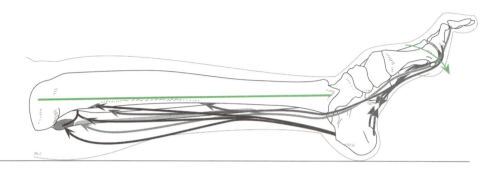

a. Sem carga, o pé é levado em varo equino pelos músculos da PM, que tomam ponto fixo em cima

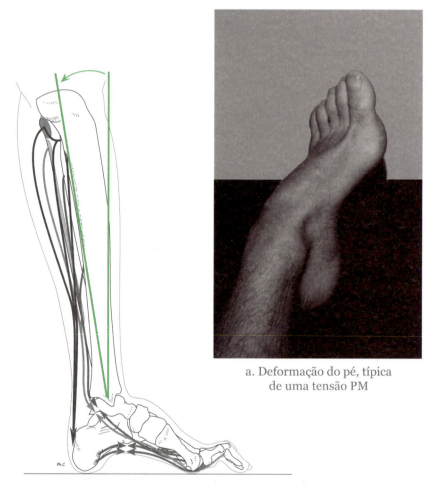

a. Deformação do pé, típica de uma tensão PM

b. Em carga, a tíbia é levada em *recurvatum* pelos músculos da PM, que tomam ponto fixo embaixo

**Sem carga, os músculos sóleo e flexores dos dedos bloqueiam o tornozelo em flexão plantar.
Em carga, eles bloqueiam a tíbia em *recurvatum***

Figura 14

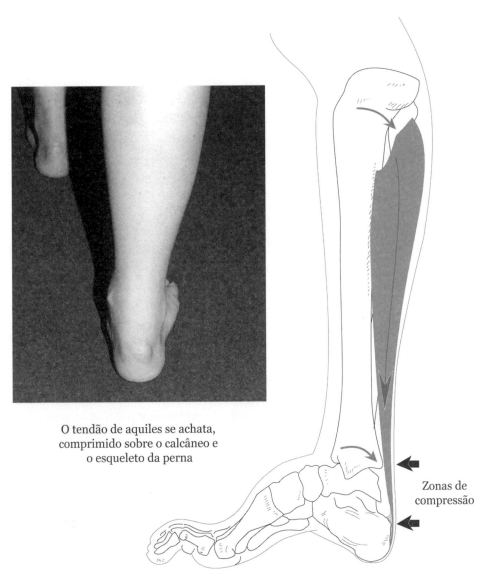

O tendão de aquiles se achata, comprimido sobre o calcâneo e o esqueleto da perna

Zonas de compressão

Inflamação da bolsa serosa situada entre o tendão de aquiles e o calcâneo

A tensão excessiva, ou mesmo a retração do sóleo, provoca irritação do tendão de aquiles

Cadeias posteromedianas 39

Figura 15

 Os músculos isquiotibiais mediais prolongam a cadeia posteromediana até o osso ilíaco.

O semimembranáceo insere-se distalmente por três tendões divergentes:
- *Um tendão direto,* que se fixa na *face posterior do côndilo medial da tíbia.*
- *Um tendão refletido,* que contorna, de trás para a frente, *o côndilo medial da tíbia,* do qual é separado por uma bolsa serosa.
- *Um tendão recorrente,* que se desdobra em leque *sobre a curva condiliana lateral,* sob a inserção do gastrocnêmio lateral.

Ele alcança, proximalmente, a parte inferior do *túber isquiático.*

O semitendíneo insere-se distalmente na face medial da extremidade proximal da tíbia, todo ao longo juntamente com o sartório de AL e o grácil de AM, com os quais ele constitui os chamados músculos da pata anserina.

Ele alcança, proximalmente, a face posterior do túber isquiático, posterior e proximalmente ao precedente e nas imediações da porção longa do bíceps femoral de PL.

Como previamente precisado, as cadeias posteromedianas estão fortemente implicadas na ortostase; os músculos semimembranáceo e semitendíneo participam disso, *ao controlar a horizontalidade da massa pélvica e, particularmente, do osso ilíaco, a partir de um ponto fixo inferior.* Eles são, aliás, muito sensíveis ao menor desequilíbrio anterior dessa massa pélvica. Por essa razão, nós os encontramos frequentemente hipertônicos, o que compele o terapeuta a alongá-los sistematicamente, presumindo-os culpados. Na realidade, eles são quase sempre reativos, o que torna seu alongamento ineficaz.

Figura 16

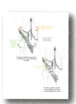 **O músculo poplíteo desempenha um importante papel na estabilidade da articulação do joelho.**

Trata-se de um músculo curto e plano, situado posteriormente à articulação do joelho, nas profundezas da fossa poplítea.

Ele se insere proximalmente na parte posterolateral do *côndilo lateral do fêmur.*

Ele se dirige obliquamente distal e medialmente, alargando-se até sua inserção *na face posterior da tíbia, acima da linha do músculo sóleo,* bem próximo a esse músculo.

Figura 15

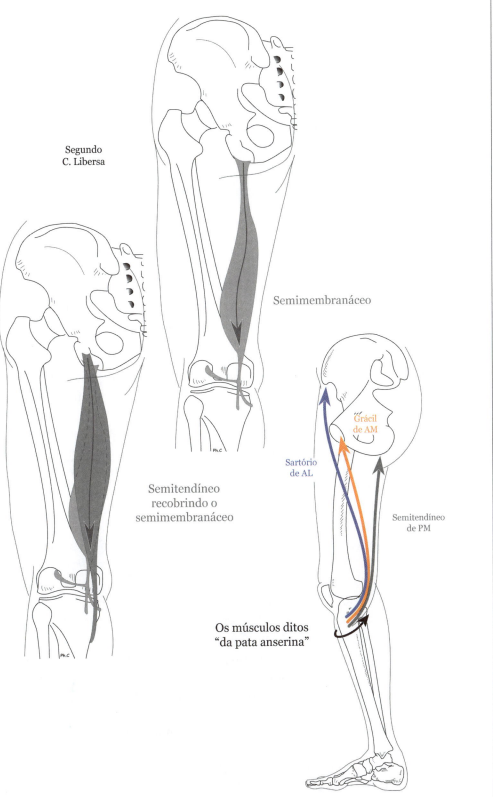

Segundo C. Libersa

Semimembranáceo

Semitendíneo recobrindo o semimembranáceo

Grácil de AM

Sartório de AL

Semitendíneo de PM

Os músculos ditos "da pata anserina"

Os músculos isquiotibiais mediais prolongam a cadeia posteromediana até o osso ilíaco

Compartilhamos o ponto de vista de certos autores (Ph. E. Souchard), que lhe atribuem o papel de "**desparafusamento do joelho**".

A extremidade distal do fêmur é submetida, de fato, a uma força em rotação medial, enquanto a extremidade proximal da tíbia o é em rotação lateral. O poplíteo, sendo *rotador lateral do fêmur e rotador medial da tíbia*, encontra-se muito bem posicionado para **controlar essa torção fisiológica do joelho, contribuindo, assim, para a estabilidade dessa articulação**.

Figura 17

 O sartório é um músculo de ligação entre AL e PM.

Ele se insere proximalmente no território de AL, sobre *a espinha ilíaca anterossuperior*. Ele se enrola sobre a face anterior da coxa, recobrindo sucessivamente os músculos iliopsoas de AP, pectíneo e adutor longo de AM e o vasto medial do quadríceps, igualmente de AP (Figura 17a).

Ele se fixa distalmente, com o grácil de AM e o semitendíneo de PM, sobre *a parte medial da extremidade proximal da tíbia*, perto de seu bordo anterior. Esses três músculos inserem-se um sob o outro e são usualmente chamados de músculos da *pata anserina*.

Esse músculo mantém estreitas relações com a artéria femoral, que segue aproximadamente o mesmo trajeto e é recoberta por ele em seu terço médio.

Três filetes nervosos oriundos do nervo femoral atravessam seu ventre. Trata-se dos ramos perfurantes superior e médio, que asseguram a inervação sensitiva da face anterior da coxa até o joelho (Figura 17b).

A tensão do músculo sartório, ao favorecer a compressão desses ramos perfurantes, pode estar na origem de *quadros álgicos nesse território*.

Ele é considerado, sobretudo, um *flexor da coxa sobre a pelve e da perna sobre a coxa*, às quais ele imprime respectivamente *uma rotação lateral (fêmur)* e uma *rotação medial (tíbia)*. Piret e Béziers atribuíam-lhe um papel capital na coordenação motora do membro inferior. Com efeito, por seus componentes de rotação, ele participa enormemente da *manutenção do eixo do membro inferior durante o desenvolvimento do passo anterior* (Figura 17c).

Em uma situação em que o osso ilíaco seja mantido em nutação, a partir de um ponto fixo superior, o sartório obriga a tíbia a uma rotação medial e comporta-se como o semitendíneo de PM. Isso pode favorecer o aparecimento de uma tendinite em sua inserção tibial.

Se ele toma ponto fixo embaixo, na tíbia, ele se associa à AL para bascular o ilíaco em contranutação.

Figura 16

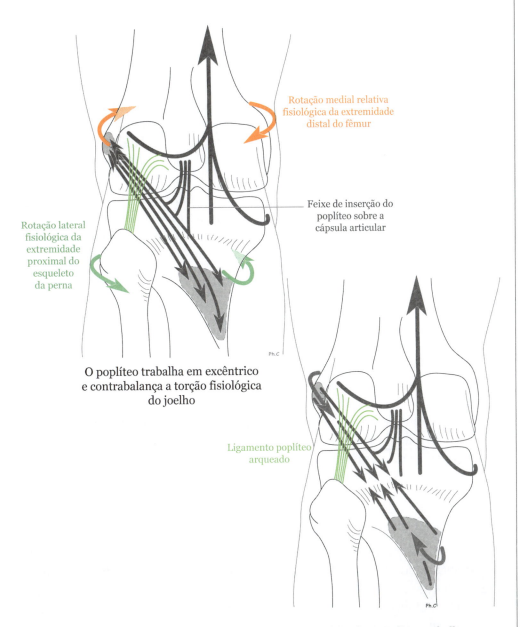

O músculo poplíteo desempenha um importante papel na estabilidade da articulação do joelho
Segundo C. Libersa

Figura 18

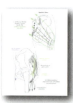 **As fibras profundas do glúteo máximo desempenham um papel capital na passagem da quadrupedia à bipedia (ver Figura 4a).**

Suas fibras mais superficiais estendem-se do trato iliotibial até a aponeurose lombar, ainda chamada de massa comum ou, mais recentemente, parte caudal dos eretores da raque, cuja parte mais superficial é constituída pelo entrecruzamento dos prolongamentos aponeuróticos dos glúteos máximos e latíssimos do dorso (Figura 18a).

Essas fibras se dedicam principalmente à dinâmica, como a corrida e o salto, e já foram objeto de nosso estudo no âmbito das cadeias posterolaterais.

São as fibras mais profundas, que se inserem sobre o esqueleto, que Godelieve Denys-Struyf associou à PM. Estas se inserem proximalmente sobre (Figura 18b):

- *a face glútea no ílio*, posteriormente à linha glútea posterior;
- *o ligamento sacroilíaco posterior;*
- *a crista e os bordos laterais do sacro;*
- *a face posterior do ligamento sacrotuberal.*

Elas alcançam, distal e lateralmente, *o ramo de trifurcação lateral da linha áspera do fêmur*, chamada de tuberosidade glútea.

No momento em que pode se beneficiar de um ponto fixo femoral, o glúteo máximo participa, com os supracitados semimembranáceo e semitendíneo, da **manutenção da verticalidade da massa pélvica** (Figura 18b).

Buffon (naturalista, 1707-1788) disse, em certa ocasião, que "o problema do homem de pé estava ligado, antes de tudo, ao desenvolvimento dos glúteos". A verticalização da pelve fez-se graças aos músculos glúteos e isquiotibiais mediais. Pela tração que eles exercem, não apenas diretamente sobre o sacro, mas também por intermédio dos ligamentos que eles subtensionam, os glúteos máximos têm forte influência sobre o posicionamento correto do sacro entre os ilíacos, o que, com frequência, denominamos erroneamente verticalização do sacro. Com efeito, é preciso lembrar que a posição ideal do sacro entre os ilíacos, segundo Godelieve Denys-Struyf e outros autores, como Duval-Beaupère, se situaria em torno de 51° de inclinação.

Por suas inserções e pela direção de suas fibras, muito próximas daquelas dos ligamentos sacroilíaco posterior e sacrotuberal (Figura 18b), o glúteo máximo não poderia deixar de se sensibilizar ao estiramento desses ligamentos que ele duplica, correndo o risco de reagir por reflexo miotático. O aumento de tônus resultante faz que ele tenda a aproximar suas inserções e esteja suscetível a frear o estiramento, o que nos leva a considerá-lo o **ligamento ativo** desses ligamentos.

Figura 17

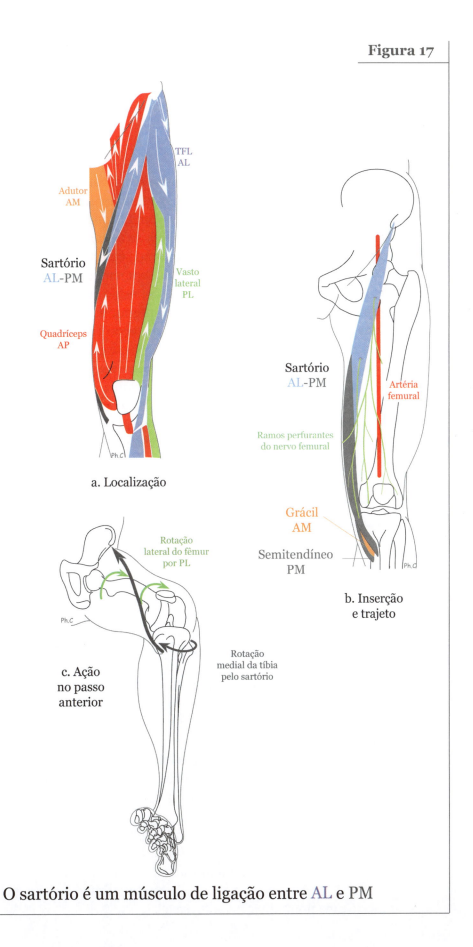

a. Localização

b. Inserção e trajeto

c. Ação no passo anterior

O sartório é um músculo de ligação entre AL e PM

Figura 19

Os glúteos máximos controlam o equilíbrio "em falso" do segmento lombossacral e se opõem aos músculos psoas.

Os glúteos máximos *posicionam o sacro para baixo, bem como a massa fibrosa que os recobre e que denominamos atualmente parte caudal dos eretores da raque (Figura 19a). A aponeurose lombar que lhe dá sequência pode, assim, possibilitar que os músculos epaxiais se beneficiem de um ponto fixo embaixo* para endireitar os diferentes andares da coluna vertebral.

Isso tem particular importância para os segmentos proclives dessa coluna vertebral, segmentos esses que, por definição, estão sujeitos à flexão anterior sob o efeito da gravidade e do desequilíbrio anterior do tronco.

Vamo-nos ater ao **segmento proclive do arco inferior** (mais frequentemente nomeado de **alavanca lombossacral**), que se estende até L3 (Figura 19b).

Esse segmento é posicionado *"em falso",* ainda mais pelo fato de suportar o peso da coluna vertebral. O equilíbrio aí é precário e depende do antagonismo complementar entre a PM posteriormente, que tem a função de *manter a verticalidade*, e a AP anteriormente, em particular os psoas, encarregados de *manter a lordose fisiológica centrada em L3, controlado* pelo músculo transverso do abdome de PA, *que desempenha, nesse nível, o papel de defesa convexitária*.

O menor desequilíbrio põe as articulações sacroilíacas em risco de fragilização.

Figura 20

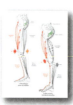

O desaferrolhamento do joelho por AM é indispensável para a boa fisiologia das cadeias posteromedianas em ortostase.

O primeiro esquema dessa figura ilustra o caso de uma PM fisiológica, preenchendo perfeitamente sua função de cadeia da verticalidade no seu feudo, o membro inferior (Figura 20a):

- Os músculos sóleo e flexores dos dedos, a partir de um ponto fixo inferior, freiam a queda para a frente do esqueleto da perna.
- Os músculos isquiotibiais mediais mantêm o osso ilíaco em posição vertical.
- O glúteo máximo mantém o sacro e o segmento proclive inferior da coluna em boa posição.

O preço para que tudo isso seja possível é a perfeita complementaridade entre os diferentes atores desse equilíbrio em ortostase.
O desaferrolhamento do joelho por AM, materializado no esquema por uma seta laranja, é uma preliminar incontornável.

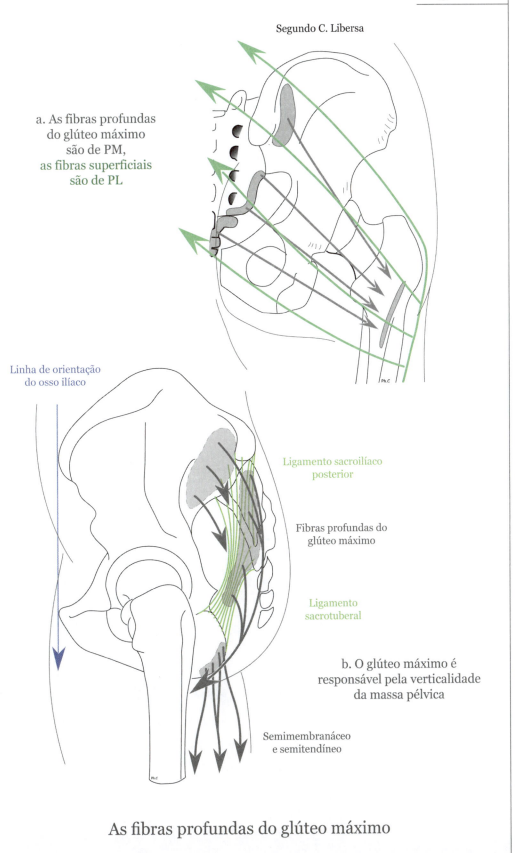

As fibras profundas do glúteo máximo

Figura 19

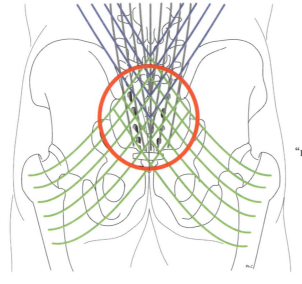

a. Relação entre os glúteos máximos e a "massa comum" ou parte caudal dos eretores da raque

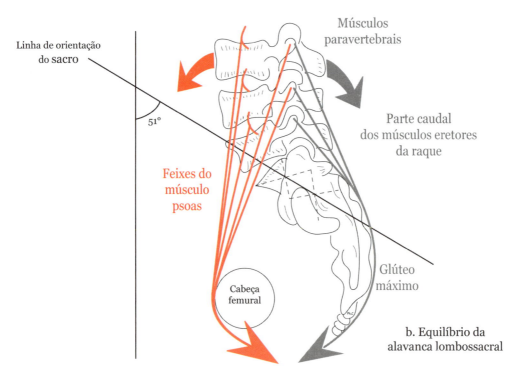

b. Equilíbrio da alavanca lombossacral

O glúteo máximo controla o equilíbrio "em falso" da alavanca lombossacral

Figura 20

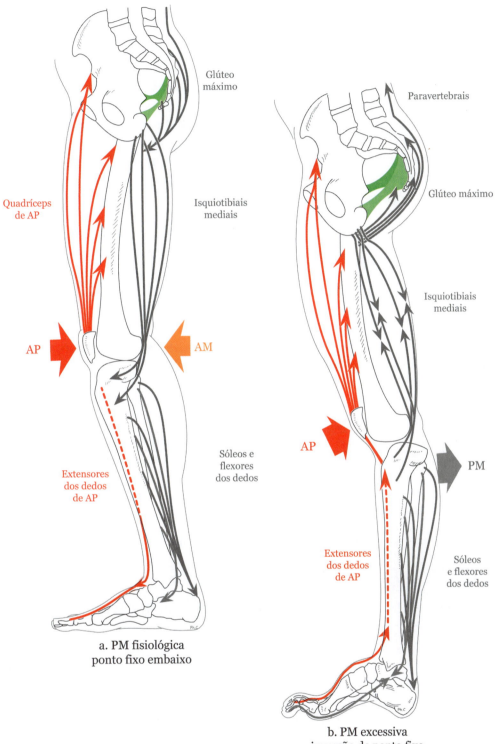

a. PM fisiológica
ponto fixo embaixo

b. PM excessiva
inversão de ponto fixo

Passagem de uma PM fisiológica a uma PM
excessiva por mudança de ponto fixo

Essa é a condição que possibilita ao quadríceps de AP desempenhar o papel de defesa convexitária do joelho e, sobretudo, permitir que se empurre o chão, a fim de "acender" a cadeia antigravitária PA na região cervicotorácica.

Notemos, finalmente, que os músculos extensores dos dedos participam desse equilíbrio ortostático, contrabalançando a ação do sóleo sobre a tíbia.

O segundo esquema ilustra o caso de uma PM excessiva (Figura 20b):

- O sóleo e os flexores dos dedos bloqueiam a tíbia em *recurvatum*.
- Os músculos semimembranáceo e semitendíneo trabalham em corda de arco e, sempre preocupados em limitar a antebáscula da pelve, *aferrolham*, em sua extremidade proximal, *os ossos ilíacos em posição vertical, por vezes até em ligeira nutação*. Em sua extremidade distal, eles *amplificarão o recuo da tíbia*, tendo ela deixado de ser ponto fixo, o que se torna ainda mais fácil pelo fato de que eles se refletem por trás do côndilo femoral.
- O glúteo máximo, não mais desfrutando de um ponto fixo suficiente sobre o fêmur, abandona o sacro, que será puxado para cima pelos epaxiais. Veremos que estes trabalham em corda de arco quando a PM está em excesso.

Godelieve Denys-Struyf qualificava esse estado de "*lâchage*[2] da PM".

Essa situação é bastante paradoxal. **A PM mantém, nesse caso, o desequilíbrio anterior do tronco, em vez de freá-lo.**

A AM é a primeira vítima dessa conjuntura, com a relevante *perda da ancoragem ao chão*. Como reação, ela frequentemente instala um *hálux valgo*.

O quadríceps só *faz reforçar o recurvatum do joelho e ascencionar a patela*.

Os extensores dos dedos, em reação à inclinação posterior do esqueleto da perna, entrarão em competição com os músculos flexores dos dedos da PM, favorecendo a *deformação conhecida como "dedos em martelo"*.

Abordaremos detalhadamente essas diferentes marcas desorganizantes que uma PM excessiva pode instalar nos membros inferiores.

Figura 21

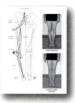 **A PM instala o que denominamos um falso varo do joelho.**

Os músculos semimembranáceo e semitendíneo não se contentam em agravar o *recurvatum* da tíbia, então *acrescentam um componente de rotação medial*.

Por outro lado, ao pegar a tangente entre suas inserções proximais e distais, eles *distanciam o joelho, de forma significativa, do eixo mediano* (esquema da Figura 21).

---

2. É hábito, entre os praticantes do método G.D.S., utilizar esse termo em sua versão original, em francês. Por essa razão, optamos por mantê-lo dessa forma. Refere-se ao ato de abandonar, soltar, como algo que "escorre pelos dedos". (N.T.)

Figura 21

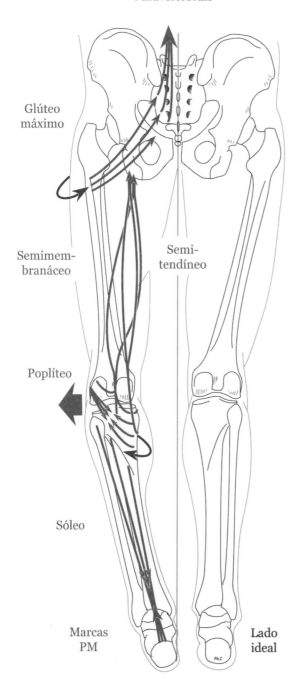
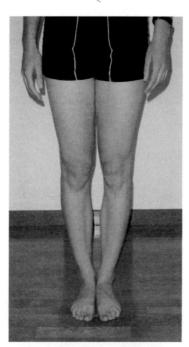

a. Atitude espontânea

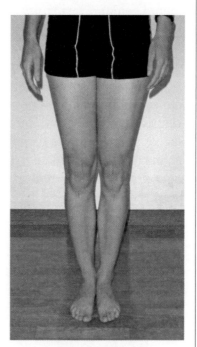

b. Atitude corrigida ativamente

Marcas PM no membro inferior

Cadeias posteromedianas 51

Tal posicionamento do membro inferior se presta a ser interpretado erroneamente como um genuvaro. *Todavia, a rotação medial da tíbia diferencia-o do verdadeiro varo, associado à PL, que se caracteriza pela rotação lateral do conjunto do joelho.*

Qualificamos essa marca como um **falso varo**, na medida em que ela resulta muito mais da rotação medial do que de uma simples translação no plano frontal e, sobretudo, porque ela se corrige facilmente por uma rotação lateral ativa dos fêmures, como atestam as duas fotos da Figura 21.

Essa marca é ainda mais reforçada quando uma AL, associada a essa PM, mantém o fêmur em rotação medial. O pé fica, então, virado para dentro.

Figura 22

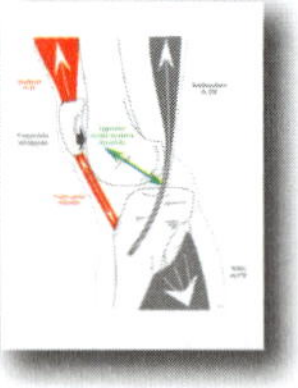

Patologias do joelho ligadas a um terreno PM em excesso

A figura em questão ilustra o tipo de patologias do joelho que um terreno PM em excesso pode favorecer. O *recurvatum* associado a uma rotação medial da tíbia coloca sob tensão o ligamento cruzado posterior, que *se opõe ao recuo da tíbia sob o fêmur*. Seu estiramento prolongado pode progressivamente induzir uma fragilidade, ou mesmo, a partir de um fator desencadeante relativamente benigno, sua *ruptura*.

Com o aumento da obliquidade do tendão patelar, por conta do *recurvatum* da tíbia, ocorre uma *importante compressão infrapatelar*, o que favorece o aparecimento de uma forma de **síndrome femuropatelar**.

A musculação do quadríceps, que, infelizmente, é muitas vezes prescrita em casos como esse, leva progressivamente a uma ascensão patelar que só faz reforçar a compressão, inclusive porque a patela não mais se encontra diante da zona cartilaginosa da polia femoral, e sim aderida à tuberosidade que pende acima desta. *O tendão patelar distendido também sofre*, o que pode favorecer o aparecimento de uma **síndrome de Osgood Schlatter**.

Figura 23

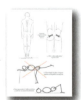

A atividade das cadeias posteriores e medianas induz uma morfologia pélvica particular.

A tensão dos músculos glúteos máximos se traduz, na região pélvica, pelo aparecimento de *depressões laterais*, enquanto a parte posterior é bem saliente.

Godelieve Denys-Struyf qualificava essa marca de PM de **pelve "ativa maltratada"** (Figura 23a).

Figura 22

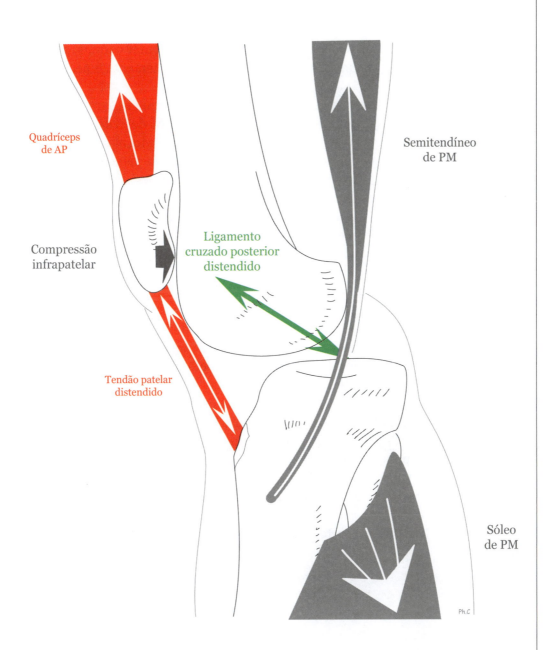

Consequências das marcas PM no joelho

A musculação dos glúteos costumava ser prescrita no tratamento das lombalgias. Se nos referirmos ao papel desempenhado pelos músculos glúteos máximos no equilíbrio da alavanca lombossacral, a indicação de um fortalecimento poderia parecer justificada. Entretanto, parece-nos mais apropriado proceder a uma **reprogramação** de sua ação, em vez de buscar aumentar o tônus, que, no caso de uma PM, já se encontra excessivo. Aliás, frequentemente é necessário relaxá-lo.

A noção de ponto fixo assume agora toda a sua importância para tal reprogramação, sobretudo se nos referirmos à "lâchage" da PM descrito por G.D.S. Isso se explica pela inversão de ponto fixo dos glúteos, que se tornam extensores, ação útil na dinâmica, porém desorganizante sob o ponto de vista da estática.

Apoiados nessa constatação, **não poderíamos considerar preferível fortalecer esses músculos privilegiando um ponto fixo femoral (Figura 23c), em vez de optar pela musculação na borda da mesa, a partir de um ponto fixo sobre a pelve (Figura 23b)?**

Godelieve Denys-Struyf ressaltou a necessidade de uma boa estabilidade de nossa base pélvica, de um sacro corretamente ancorado entre os ilíacos, a fim de poder erigir corretamente o eixo vertebral.

Ela foi a primeira a expor a ideia de que os bloqueios sacroilíacos seriam tão somente uma reação de defesa diante de um sofrimento ligamentar, resultante de uma hipersolicitação dessas articulações, que se tornaram excessivamente móveis e, portanto, instáveis. O simples desbloqueio não basta, apenas depois de reancorarmos o sacro poderemos esperar evitar a recidiva.

O método G.D.S. propõe testes precisos para evidenciar tal hipersolicitação, bem como manobras adaptadas para prevenir o bloqueio.

Paradoxalmente, uma vez que se tornam excessivas, estão entre as mais desestruturantes para a massa pélvica. Para compreender por quais mecanismos uma cadeia, cuja qualidade é garantir a estabilidade do sacro entre os ilíacos, pode chegar a desancorar esse mesmo sacro, é preciso passar pelo estudo dos músculos que a compõe na região do tronco.

Por essa razão, não nos reteremos na pelve por ora. Voltaremos a ela mais tarde.

Figura 23

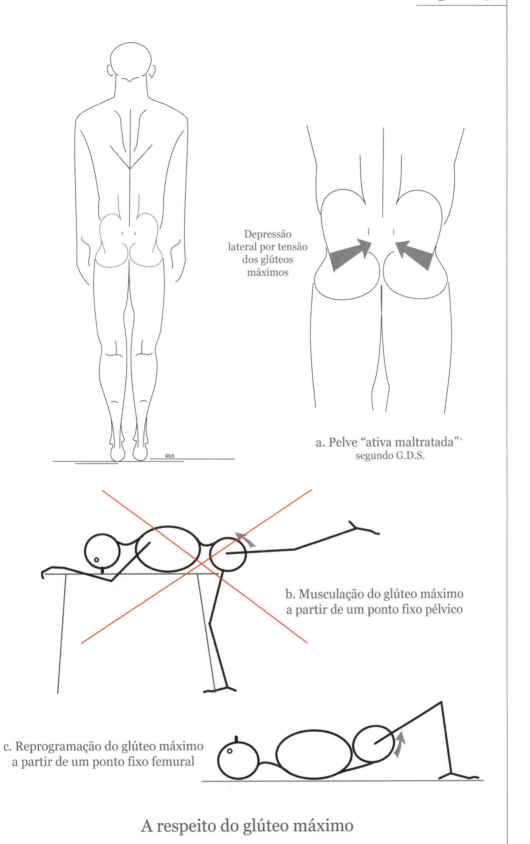

a. Pelve "ativa maltratada" segundo G.D.S.

Depressão lateral por tensão dos glúteos máximos

b. Musculação do glúteo máximo a partir de um ponto fixo pélvico

c. Reprogramação do glúteo máximo a partir de um ponto fixo femural

A respeito do glúteo máximo

As cadeias posteromedianas no tronco

A PM está presente no tronco, onde também deverá provar-se humilde, a fim de manter a massa torácica em boa posição, em uma relação de respeito com AM e PA-AP.

A reprogramação dos bons pontos fixos evocados para os membros inferiores, especialmente para os glúteos máximos, vai se sobrepor, da mesma forma, ao fortalecimento, que é quase sempre privilegiado.

Figura 24

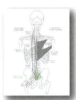

As cadeias posteriores e medianas recrutam, no tronco, os músculos epaxiais, no plano médio, bem como a parte vertebral do músculo latíssimo do dorso e a parte ascendente do trapézio, no plano superficial.

A função da PM não se limita, portanto, a seu feudo, os membros inferiores. Ela também tem muito a fazer em sua residência, o tórax, cuja posição favorece a flexão anterior. O tórax é ainda o feudo de AM que, em um esquema fisiológico, deve controlar a PM.

A PM deverá, então, compor com essa AM e trabalhar em tensão recíproca com PA.

Tomemos conhecimento, primeiramente, dos músculos que compõem essa PM na região torácica:

Os músculos espinais, longuíssimo e iliocostal constituem o que chamamos habitualmente de músculos paravertebrais (na nova nomenclatura anatômica, constituem os epaxiais). Eles recobrem os músculos multífidos, rotadores, interespinais e intertransversários, que ocupam o plano profundo das goteiras vertebrais e pertencem às cadeias posteroanteriores.

Todos eles mais ou menos se originam de um tendão comum, antigamente chamado de massa comum, que há pouco tempo se tornou o tendão comum dos eretores da raque, cujas relações com os músculos glúteos máximos já foram previamente evocadas.

No plano superficial, a PM recruta a parte vertebral do latíssimo do dorso (as partes costal e ilíaca se associam à AL). O trapézio ascendente vem completar a lista, ligando a escápula à coluna torácica.

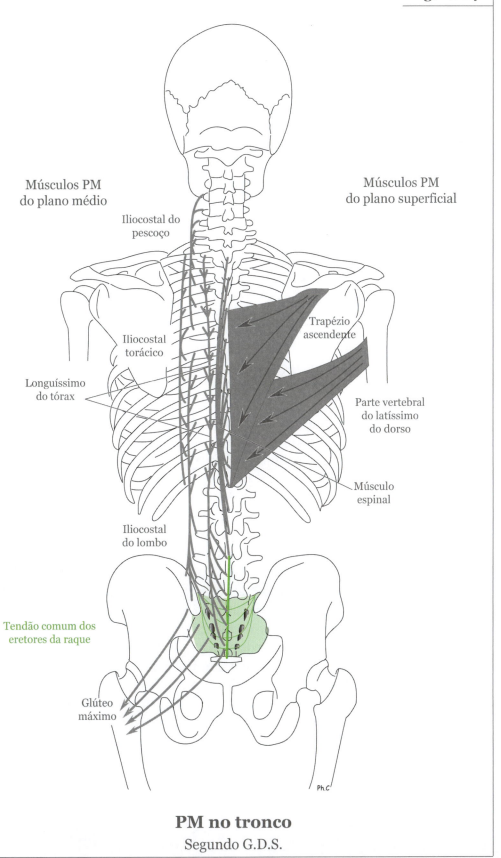

PM no tronco
Segundo G.D.S.

Cadeias posteromedianas

Figura 25

 Os músculos espinais ilustram bem a função da PM na manutenção da verticalidade.

Eles desempenham o papel de defesa convexitária da cifose torácica, de que a AM é a guardiã.

Eles se prendem de cada lado dos processos espinhosos das vértebras de T1 a L3 (Figura 25a), posteriormente aos músculos multífidos de PA, que também atuam como defesa convexitária da cifose AM.

Eles se inserem distalmente, sobre o ápice dos *processos espinhosos das duas ou três primeiras lombares e das duas últimas vértebras torácicas*.

Dado que as proposições de inserções variam de um autor a outro, optei voluntariamente pela de Depreux, que foi meu professor e que as descrevia descendo *até L3*.

Elas terminam proximalmente em uma dezena de filetes tendíneos sobre os *processos espinhosos das nove primeiras torácicas*.

Lembremo-nos de que eles se ligam, como todos os demais epaxiais, à aponeurose lombar, assim como ao tendão comum dos eretores da raque, que subtensionam os glúteos máximos (Figura 25b).

Ainda segundo Depreux, *não haveria inserção sobre o processo espinhoso de T10, vértebra sobre a qual os feixes desse músculo se refletiriam*. Por que T10 ou T11, e não T8, vértebra ápice da cifose fisiológica?

Para tentar responder a essa questão, debruçar-nos-emos, novamente, sobre as linhas da coluna vertebral, evidenciadas no livro consagrado às noções básicas do método G.D.S.

É a **linha que une o ápice dos processos espinhosos, ou linha do clínico** (Figura 25c), que pode nos permitir dar sentido a essa configuração. Ela revela nitidamente que a ancoragem de AM, sob forma de uma zona em cifose, se estende de T8 até T11, enquanto T12, sob influência dos pilares do diafragma, é puxada para a frente e marca nitidamente o fim dessa cifose.

Por sua disposição particular, os músculos espinais do tórax instalam a cifose torácica em uma espécie de rede e podem, então, desempenhar o papel de **defesa convexitária da cifose torácica, induzida por AM**.

Para além de T8, por suas inserções proximais e pelo ponto de apoio de que podem se beneficiar embaixo, **eles se opõem diretamente à flexão do segmento proclive superior** da coluna, segmento muito solicitado pela gravidade e pelo peso do conteúdo torácico que lhe é suspenso.

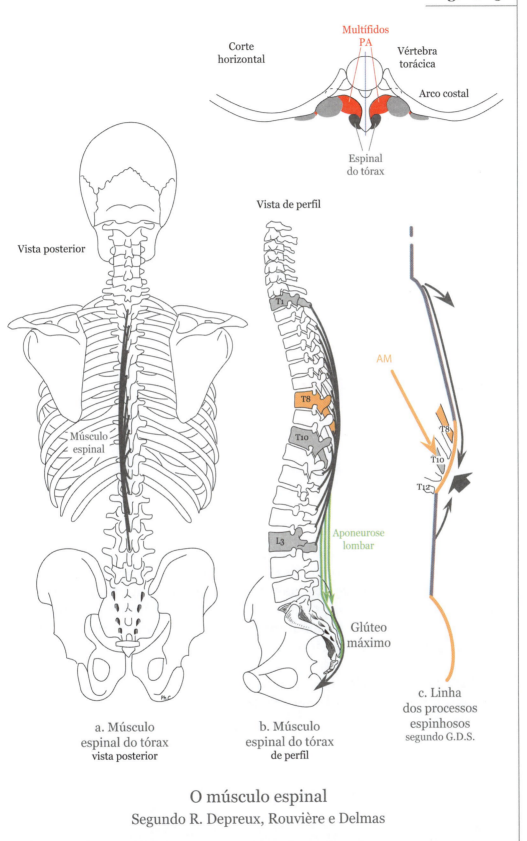

O músculo espinal
Segundo R. Depreux, Rouvière e Delmas

Figura 26

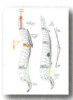 Fisiologicamente, AM controla PM. No excesso, porém, esse controle pode se inverter e até mesmo se transformar em uma dominação de PM sobre AM.

A Figura 26a revisita o equilíbrio indispensável entre AM, PM e PA para uma boa fisiologia da raque.

Lembremo-nos da importância da marca de AM sobre o tórax para o equilíbrio global da coluna vertebral, que detalhamos nos tomos precedentes. Ao manter **T8** *em flexão anterior sobre T9*, ela torna *essa vértebra ápice da cifose* e lhe confere o papel de **pivô entrearcos** da coluna vertebral. Ela se apoia sobre o segmento declive inferior e recebe o segmento proclive superior, segmentos estes que se articulam sobre ela, o que explica sua cuneiformidade. *Essa marca útil de AM é necessária para a instalação dos dois arcos da coluna vertebral.*

Fisiologicamente, AM instala seu feudo no tórax, na residência de PM, para melhor controlá-la. Baseando-me, contudo, na disposição anatômica dos músculos de PM no tórax, eu pensaria de bom grado que **o controle entre AM e PM é recíproco**: AM mantém o pivô entrearcos no lugar e controla PM em sua residência, mas, em troca, **PM controla a cifose** e facilita o trabalho dos **eretores da raque de PA** (Figura 26a).

É desejável, todavia, que a PM não exagere e se associe com AM, para manter o tronco em equilíbrio no plano sagital, permitindo que PA erija o eixo vertebral (Figura 26a).

Os dois esquemas da Figura 26b ilustram o caso de uma tensão excessiva dos músculos espinais no tórax. *A cifose é empurrada para a frente, enquanto L3 recua e o segmento proclive se verticaliza exageradamente.* A coluna tende para as **costas planas**.

O pivô entrearcos não se encontra mais em T8, mas em T7, na maioria das vezes. Essa ascensão, que pode chegar a andares ainda mais altos, em certos casos de associação entre PM e PL, é uma marca desorganizante de PM, que compromete o equilíbrio geral da coluna vertebral. **É, portanto, primordial que essa PM permaneça moderada, sob pena de simplesmente apagar a ancoragem de AM na coluna.**

Retornaremos, mais adiante, aos efeitos que tal posicionamento da coluna produz sobre as articulações intervertebrais.

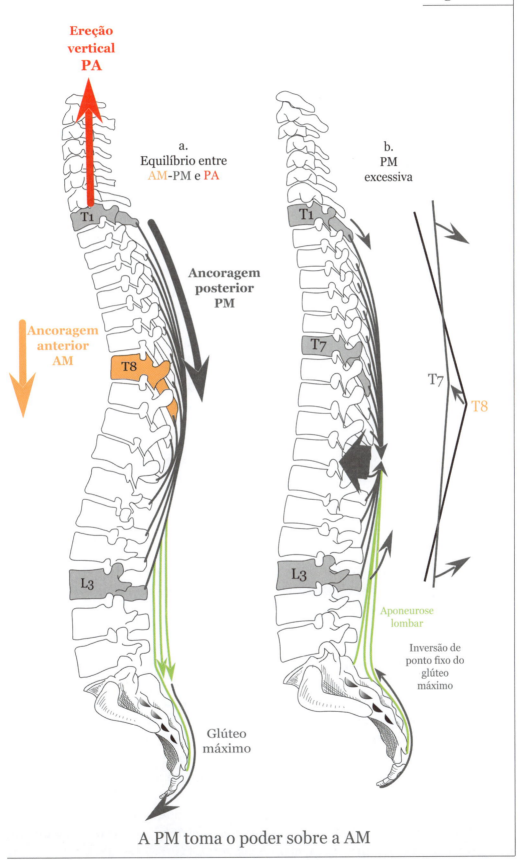

Figura 26

Cadeias posteromedianas 61

Figura 27

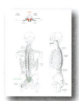

O músculo iliocostal age sobre a caixa torácica da mesma forma que o espinal sobre a coluna vertebral.

Ele se situa lateralmente aos demais músculos epaxiais e apresenta três feixes distribuídos da pelve à coluna cervical:
- O iliocostal do lombo nasce distalmente sobre a parte lateral do tendão comum dos eretores da raque, **a crista** ilíaca, *sobre a espinha ilíaca posterossuperior e os processos transversos das três últimas vértebras lombares. Ele envia uma digitação para cada uma das seis últimas costelas,* até mesmo ao nível da quarta costela. Tais inserções fazem-se ligeiramente mediais ao ângulo posterior das costelas.
- O iliocostal torácico *liga as seis últimas costelas às seis primeiras,* segundo Rouvière. A inserção se faz igualmente nas imediações do ângulo posterior das costelas.
- O iliocostal do pescoço *liga as seis primeiras costelas aos tubérculos posteriores dos processos transversos das quatro últimas vértebras cervicais.*

Por sua distribuição, esses músculos são o complemento direto dos músculos espinais. Eles impedem a queda para a frente, como a AM impede a queda para trás, *mas isso se refere muito mais à caixa torácica,* no que diz respeito aos feixes lombares e torácicos.

Os feixes cervicais puxam as quatro últimas vértebras cervicais para trás e, com isso, *freiam a queda do segmento proclive superior da coluna para a frente.*

Figura 28

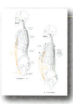

Quando trabalham em corda de arco, os feixes torácicos dos músculos iliocostais distendem a parte anterior da caixa torácica.

A Figura 28a nos faz passar a maneira como PM deve compor com AM. Idealmente, AM controla PM. Os retos do abdome, que, mantendo o esterno em posição vertical, ancoram T8 no ápice da cifose, materializam esse controle.

Godelieve Denys-Struyf dizia, com prazer, que a PM devia se provar humilde e se contentar em impedir a queda do corpo para a frente, a partir de seu feudo.

A Figura 28b ilustra uma situação de excesso nas cadeias posteromedianas:
- Os músculos espinais, trabalhando em corda de arco, instalam as *costas planas* (ver Figura 26b).
- Os músculos iliocostais torácicos, também trabalhando em corda de arco, *fecham o tórax em sua parte posterior, desdobrando-o anteriormente, mantendo o esterno em posição horizontal.* Os retos do abdome se veem

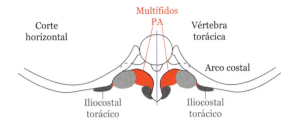
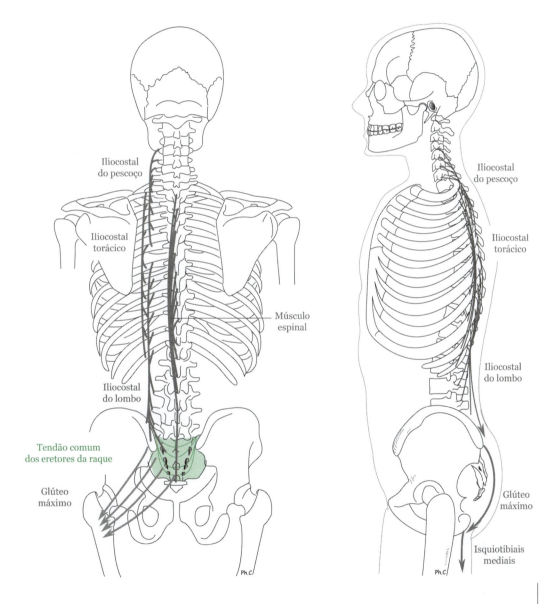

Os diferentes feixes do músculo iliocostal
Segundo Rouvière e Delmas

distendidos longitudinalmente. O transverso do abdome igualmente, porém no sentido transversal. Isso explica a tendência ao ventre prolabado de PM, chegando, às vezes, a proporções preocupantes.

AM vê-se, então, dominada por PM, a ponto de ser desalojada de seu feudo, onde ela tinha, por vocação, de controlá-la. Veremos, adiante, que essa mesma PM irá desalojar AM também de sua residência, na pelve. Essa AM não terá outra possibilidade senão marcar sua reatividade nas extremidades, sob forma de um hálux valgo no pé, uma rizartrose do polegar na mão, uma flexão do cóccix ou mesmo um recuo da mandíbula.

Essas marcas ditas secundárias são muito rebeldes aos tratamentos locais que se dirigem diretamente à AM, dado que são o resultado de uma reatividade dessa AM a uma PM causal.

Figura 29

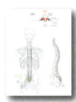

O longuíssimo do tórax ilustra perfeitamente a implicação das cadeias posteromedianas na manutenção da verticalidade.

Ele se situa na goteira vertebral entre o espinal, medialmente, e o iliocostal, lateralmente, e recobre os rotadores. Ele percorre a coluna de baixo até o alto, no nível da segunda costela.

Ele toma ponto fixo distalmente sobre o tendão comum dos eretores da raque, bem como sobre a *crista do sacro e os processos espinhosos das vértebras lombares*.

Ao longo de todo o seu trajeto ascendente, ele abandona dois feixes por nível vertebral:
- um feixe medial, que se insere sobre o ápice do *processo transverso das vértebras torácicas até T1*;
- outro, lateral, que se fixa sobre a *costela correspondente*, medialmente ao seu ângulo posterior, *até o segundo arco costal*.

Testut descreve ainda um terceiro feixe, fixando-se sobre os *processos espinhosos das seis primeiras vértebras torácicas*.

Esses músculos parecem previstos para se oporem à flexão simultaneamente ao mesmo tempo da coluna vertebral e a caixa torácica, fazendo a ligação entre os dois precedentes.

Eles permitem o endireitamento das vértebras umas em relação às outras e, como veremos no parágrafo a seguir, frear o afundamento da caixa torácica para a frente. Aqui permanece a necessidade de um ponto fixo na pelve, ponto fixo esse cujas modalidades foram definidas com o membro inferior.

Há uma porção cefálica do longuíssimo que será descrita na página 105. Quanto ao longuíssimo do pescoço (antigamente chamado transversário do pescoço), Godelieve Denys-Struyf associava-o à PA.

Figura 28

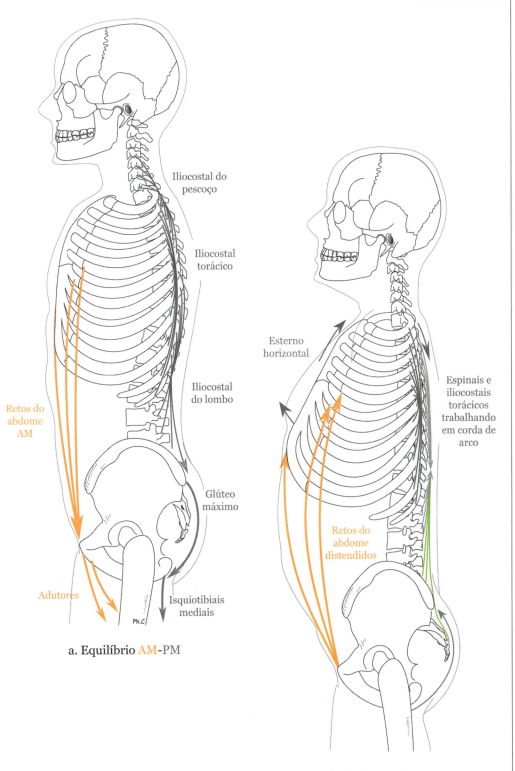

a. Equilíbrio AM-PM

b. PM em excesso

Passagem de um controle de AM sobre PM
a uma dominação de PM sobre AM

Cadeias posteromedianas 65

Figura 30

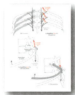

A suspensão correta das costelas depende do equilíbrio das tensões entre o levantador das costelas de PA e o longuíssimo do tórax de PM.

A PM deve também compor com PA e AP, no tórax, onde estas últimas se expressam pela respiração.

PA e PM são complementares, com a condição, uma vez mais, de que a PM não exagere.

O músculo levantador das costelas de PA *suspende o pequeno braço da costela ao processo transverso da vértebra acima.* Ele participa da *coaptação da articulação costovertebral* (Figuras 30 a e b).

O longuíssimo do tórax de PM exerce um movimento de *rotação posterior sobre o pequeno braço,* o que lhe permite *controlar a inclinação do grande braço da costela.*

No excesso, o longuíssimo do tórax eleva exageradamente o grande braço anteriormente, ganha do levantador da costela e abaixa o pequeno braço, aproximando-o do eixo vertebral (Figura 30c).

A articulação costotransversária encontra-se comprimida (1), enquanto a costovertebral se subluxa (2).

Isso constitui um *terreno predisponente para o bloqueio costal,* sobretudo para as seis últimas costelas, cuja orientação, em um segmento declive da coluna, favorece a ação do músculo longuíssimo torácico.

Figura 31

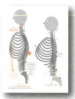

Podemos agora resumir as marcas deixadas por esses músculos epaxiais da PM no tronco, tanto as marcas fisiológicas quanto as desorganizantes.

A boa fisiologia da PM do tronco depende essencialmente do ponto fixo de que ela poderá se beneficiar (Figura 31a).

É o **glúteo máximo,** do qual já falamos bastante, que se encarrega de *manter o sacro em boa posição e dar um ponto fixo, sobre ele, ao tendão comum dos eretores da raque.*

Essa é a condição para que os músculos precitados, que aí se fixam, possam cumprir sua missão, ou seja, manter, em longo termo, a verticalidade da coluna vertebral e do tórax, que, sob a ação da gravidade e pelo fato de que o peso do corpo é desviado para a frente, teriam uma tendência à flexão anterior.

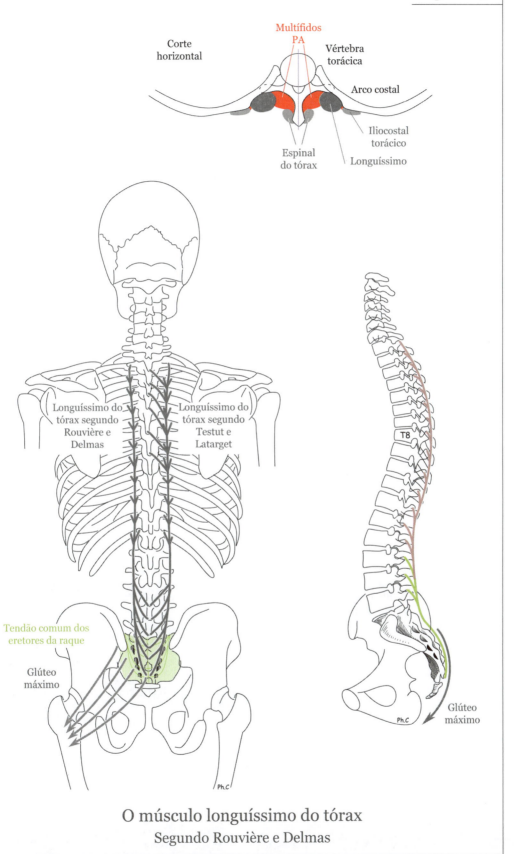

O músculo longuíssimo do tórax
Segundo Rouvière e Delmas

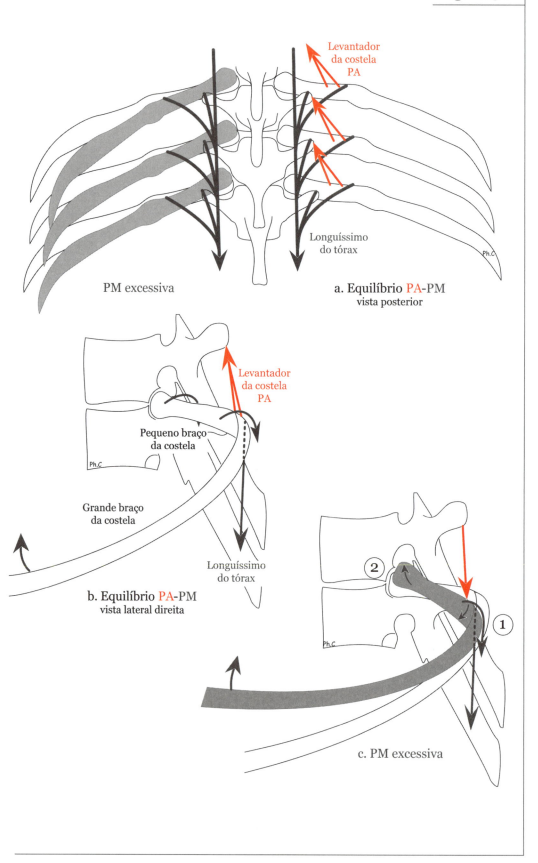

Figura 30

68 Philippe Campignion

Figura 31

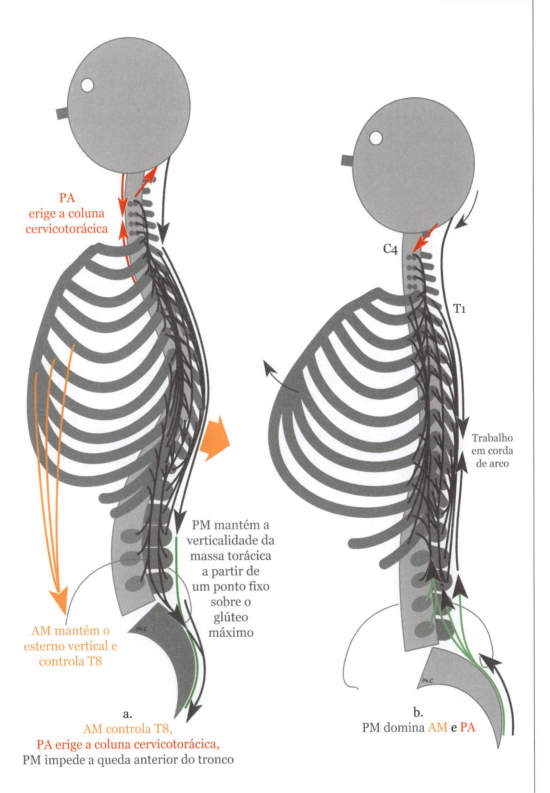

a.
AM controla T8,
PA erige a coluna cervicotorácica,
PM impede a queda anterior do tronco

b.
PM domina AM e PA

Recapitulação das marcas de PM
no tronco: da fisiologia ao excesso

No tórax, que é seu feudo, AM controla PM em sua residência. Por intermédio dos retos do abdome, ela *mantém o esterno em posição vertical*, o que garante à T8 sua posição no *ápice da cifose*.

PA, representada na região cervicotorácica pelos músculos longo do pescoço e longo da cabeça anteriormente, além dos músculos suboccipitais e multífidos posteriormente, *erige a coluna vertebral, subtraindo dela a gravidade*. Ela precisa de que a PM lhe dê liberdade, com a segurança de AM, sujeito a não poder lutar contra quem é mais poderosa que ela.

No capítulo anterior, vislumbramos os efeitos de um excesso de atividade das cadeias posteromedianas sobre o membro inferior e suas consequências sobre a fisiologia do glúteo máximo (Figura 20).

Não podendo contar com um ponto fixo femoral, o glúteo máximo não é mais capaz de frear a tendência natural do sacro a fletir anteriormente.

Os músculos epaxiais, privados de um ponto fixo embaixo, obedecem, então, à sua tendência natural a trabalhar em corda de arco e aumentam a horizontalidade desse sacro (Figura 31b).

Por outro lado, eles instalam *as costas planas, que se estendem desde a última lombar até T1. O iliocostal do pescoço endireita a coluna mesmo até C4.*

As cadeias PM não são, portanto, responsáveis pela lordose, o que a ação dos músculos que a compõe, na dinâmica, poderia levar a crer.

A lordose lombar fisiológica dá lugar a uma quebra lombossacral, cuja natureza detalharemos nos parágrafos consagrados à pelve.

Figura 32

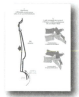

A PM instala as costas planas e contraria a coaptação intervertebral. Convém detalhar as marcas desorganizantes de PM no nível vertebral.

Nos parágrafos precedentes, mostramos como a PM induz as costas planas, o que é materializado na Figura 32a. O que se passa em nível segmentar, ou seja, nas articulações intervertebrais?

As vértebras articulam-se entre elas de duas formas: atrás, graças a dois processos articulares; e na frente, no nível dos corpos, separados pelos discos intervertebrais.

Do ponto de vista mecânico, elas funcionam como uma *alavanca de tipo interapoio*, o que permite aliviar a pressão sobre os discos intervertebrais que desempenham o papel de amortecedores. Com isso, os processos articulares posteriores são submetidos às maiores solicitações.

Na dinâmica, isto é, nos movimentos de grande amplitude da coluna vertebral, as três articulações são chamadas a contribuir, com a articulação entre os corpos vertebrais e os discos intervertebrais exercendo um papel de guia.

Figura 32

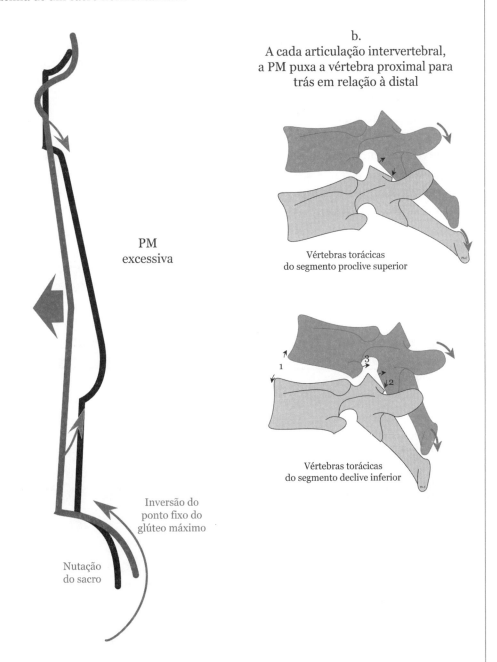

a.
Globalmente,
A PM instala as costas planas
acima de um sacro horizontalizado

b.
A cada articulação intervertebral,
a PM puxa a vértebra proximal para
trás em relação à distal

PM excessiva

Vértebras torácicas
do segmento proclive superior

Vértebras torácicas
do segmento declive inferior

Inversão do
ponto fixo do
glúteo máximo

Nutação
do sacro

Marcas desorganizantes de uma PM
excessiva no nível vertebral

Cadeias posteromedianas 71

Todos esses elementos de biomecânica são perfeitamente descritos em algumas obras, como a de Kapandji; não me estenderei, portanto, sobre a questão e me contentarei em precisar os efeitos de uma hiperatividade de PM sobre essas articulações.

Essa cadeia fixa a vértebra proximal em flexão posterior sobre a distal (Figura 32b), o que se reproduz a cada nível. Tal posicionamento específico é perfeitamente identificável em uma radiografia de perfil.

Coaptação é o nome dado a um estado em que duas superfícies articulares se casam perfeitamente, garantindo assim a estabilidade da articulação (definição de vulgaris-médical). Ela se encontra fortemente comprometida no caso que nos interessa.

O disco intervertebral está aliviado da pressão, estando majorado, o fenômeno de "pinça aberta" (1), mas *a superfície de contato entre as superfícies articulares está fortemente diminuída, enquanto o apoio está aumentado* (2). Isso favorece, em médio prazo, o aparecimento de uma **artrose interapofisária posterior**.

O diâmetro dos forames vertebrais encontra-se reduzido (3), o que implica porta aberta aos **pinçamentos radiculares**.

É preciso lembrar, finalmente, que o apoio bipodal definido, desse modo, por PM, favorece a rotação vertebral.

A PM desempenha um papel importante na definição de um terreno propício à escoliose estrutural. Por sua influência desestabilizadora, tanto das articulações intervertebrais quanto da massa pélvica, que abordaremos no próximo capítulo, ela favorece o agravamento do esquema assimétrico fisiológico. É esse mesmo esquema, porém fortemente degradado, que encontramos na escoliose combinada lombar esquerda e torácica direita, uma das mais frequentes.

Figura 33

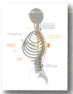

As competições entre PM e AM são frequentes, tendo como resultado uma exageração das curvas vertebrais.

Nesse caso, não se trata de uma dominância de PM sobre AM, mas de uma verdadeira *escalada de tensão* entre essas duas cadeias, que tentarão, bem ou mal, *partilhar o território*.

A coluna vertebral, submetendo-se, simultaneamente, às tensões posteriores de PM e às tensões anteriores de AM, é obrigada a aumentar suas curvas.

A cifose torácica vê-se, então, majorada e, particularmente, enrijecida. Tive muita dificuldade de compreender como poderíamos, nessa partilha de território, chegar à **associação de uma cifose tão importante com um tórax bloqueado anteriormente em inspiração e um esterno horizontal**.

Figura 33

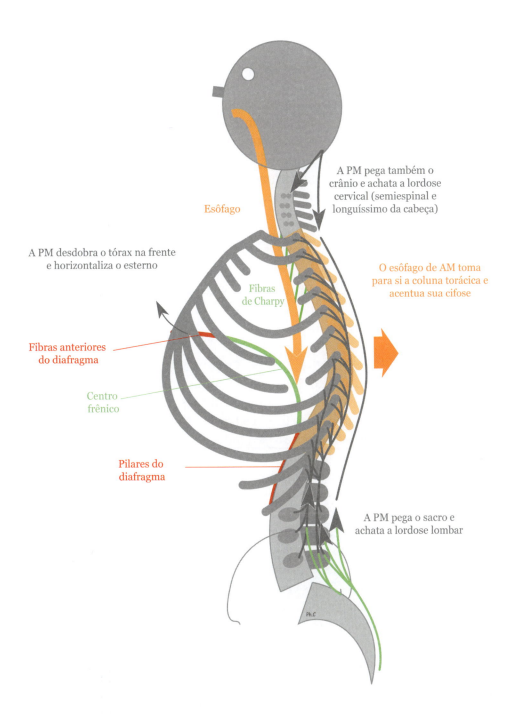

Efeitos de uma competição entre PM e AM sobre o tronco

De fato, tudo se passa como se a AM tomasse para si a coluna vertebral, ao menos na região torácica. Entretanto, estando os abdominais e, especialmente, os retos do abdome distendidos, quais seriam, afinal, os músculos responsáveis por essa cifose? Penso que o esôfago, que podemos igualmente associar à AM, seja o autor dessa cifose.

Recordemos suas relações com a coluna torácica, à qual ele se suspende de C7 a T4 pelas fibras de Charpy.

Tal hipótese é ainda mais plausível na medida em que o diafragma é obrigado a descer seu centro frênico, por conta da horizontalização do esterno, e empurra o estômago distalmente, colocando o esôfago em tensão.

A PM conserva a caixa torácica, que ela desdobra anteriormente, horizontalizando o esterno. Parece verdadeiramente que os autores dessa configuração são os feixes torácicos do músculo iliocostal, bem como o longuíssimo do tórax.

Figura 34

A parte vertebral torácica do latíssimo do dorso e a parte ascendente do trapézio completam a PM do tronco, no plano superficial.

Godelieve Denys-Struyf diferenciava as fibras torácicas do latíssimo do dorso, que ela associava à PM, das fibras lombares, costais e ilíacas, que ela incluía em AL. Esses dois músculos fazem a ligação com o membro superior, um se inserindo no úmero e outro sobre a escápula.

Os feixes superiores do latíssimo do dorso têm uma direção próxima da horizontal, o que os torna inclinados a trabalhar em corda de arco. Os que nos interessam originam-se dos *processos espinhosos de T7 a T12* e chegam até o fundo do *sulco intertubercular do úmero*, lateralmente.

Em uma atitude PM, *o úmero vê-se fixado em rotação lateral*, pelos músculos infraespinal e redondo menor, também de PM. Por essa razão, embora rotadoras mediais do úmero, as fibras vertebrais do latíssimo do dorso não parecem influenciar sua posição no plano horizontal, mas se recuperam no plano frontal, *aduzindo-o e aproximando o cíngulo do membro superior do eixo raquidiano* (Figura 34 2).

As fibras mais proximais desse músculo *recobrem a ponta da escápula, à qual por vezes aderem.*

O encurtamento de suas fibras mais horizontais contribui para colar a escápula sobre a caixa torácica, reforçando a propulsão anterior.

O trapézio ascendente origina-se da coluna vertebral de T5 a T10, ou mesmo T11 ou T12, segundo o caso, e insere-se na extremidade medial da espinha da escápula.

Classicamente, é atribuída a ele a ação de aproximar a escápula do eixo raquidiano, imprimindo-lhe um movimento de sino lateral (a cavidade glenoidal bascula para cima).

Figura 34

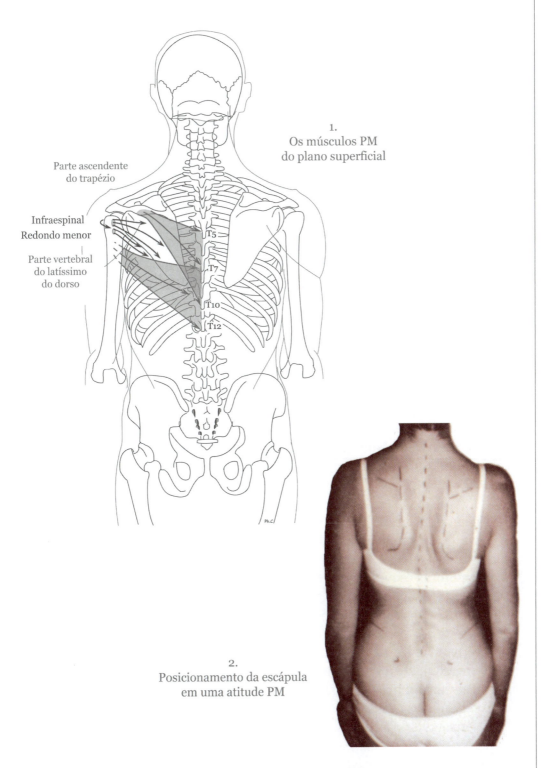

1. Os músculos PM do plano superficial

2. Posicionamento da escápula em uma atitude PM

Músculos PM do plano superficial

Paradoxalmente, em uma atitude PM, *a escápula não somente se encontra fortemente aproximada da coluna vertebral, mas também em sino medial* (a cavidade glenoidal bascula para baixo). Mais uma vez, é preciso lembrar que os músculos não trabalham jamais de forma isolada, seja na dinâmica ou na estática.

Esse paradoxo resulta certamente da ação conjugada do latíssimo do dorso e do trapézio, associados, na PM, em uma meta de *recuperação do desequilíbrio anterior*.

Figura 35

A parte vertebral torácica do latíssimo do dorso poderia desempenhar um papel importante na escoliose torácica

A Figura 35a evidencia as incidências mecânicas de uma escoliose torácica convexa direita, que se caracteriza pela presença de uma **gibosidade direita.** A caixa torácica encontra-se *convexa à direita no plano sagital, por causa da rotação dos corpos vertebrais para a direita*. A mesma convexidade se dá *no plano frontal, por conta de uma translação da vértebra ápice para a direita*.

A Figura 35b esquematiza os efeitos da atividade assimétrica das cadeias, que se encontra majorada na escoliose torácica: extraí essa esquematização de alguns trabalhos realizados por uma equipe do Instituto Calot em Berk sur Mer, acrescentando-lhe a assimetria das cadeias evidenciada por G.D.S.

O hemitórax direito sofre influência mais marcada de AM e AL: a AM favorece a cifose, enquanto a AL reduz o diâmetro transversal desse tórax e sagitaliza a escápula.

O hemitórax esquerdo está sob influência de PM e PL: a PM apaga a cifose e puxa a escápula para trás, enquanto a PL aumenta o diâmetro transversal do tórax.

A vértebra ápice está, com maior frequência, nas imediações de T7, quando não é precisamente T7. De fato, T7 está particularmente relacionada com as fibras mais horizontais do latíssimo do dorso (Figura 35b).

Como todos os músculos cujas fibras são orientadas horizontalmente, as fibras horizontais do latíssimo do dorso trabalham preferencialmente em corda de arco.

Godelieve Denys-Struyf considerava PM um terreno que favorece a escoliose, o que vai ao encontro das ideias de Françoise Mézières.

Quando a PM se torna excessiva, as fibras horizontais do latíssimo do dorso esquerdo, que fazem parte dela, *trabalham em corda de arco e em concêntrico. Elas frontalizam a escápula, colando-a ao hemitórax esquerdo, apagando a*

Figura 35

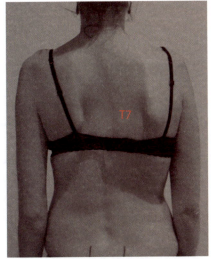

a. Escoliose torácica direita

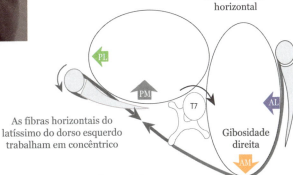

Tórax em corte horizontal

As fibras horizontais do latíssimo do dorso esquerdo trabalham em concêntrico

Gibosidade direita

As fibras horizontais do latíssimo do dorso direito trabalham em excêntrico

b. Incidência da atividade assimétrica das cadeias sobre a morfologia torácica na escoliose torácica direita

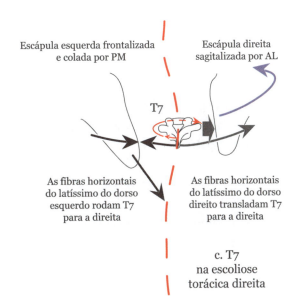

Escápula esquerda frontalizada e colada por PM

Escápula direita sagitalizada por AL

As fibras horizontais do latíssimo do dorso esquerdo rodam T7 para a direita

As fibras horizontais do latíssimo do dorso direito transladam T7 para a direita

c. T7 na escoliose torácica direita

As fibras horizontais do latíssimo do dorso na escoliose

cifose. Elas tracionam igualmente sobre os processos espinhosos de T7 e das torácicas abaixo dela, favorecendo a rotação dos corpos vertebrais para a direita.

O lado direito é, também, submetido à PM, mas a AM permanece no lugar e resiste, ainda mais porque a rotação vertebral induzida pela PM esquerda facilita seu trabalho, aumentando a cifose.

A AL *fixa o úmero em rotação medial e a escápula, na sequência, em posição sagital.*

As fibras horizontais do latíssimo do dorso veem-se, então, distendidas entre os processos espinhosos das vértebras torácicas, levadas em rotação pela PM esquerda, e o úmero, mantido em rotação medial por AL e AM.

Entretanto, elas não ficam inativas e, *embora trabalhando em excêntrico*, conseguem se apossar do plano frontal, transladando o ápice dessa curvatura torácica para a direita.

Figura 36

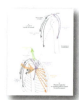

Os feixes inferiores do trapézio estão implicados na torção da espinha da escápula.

A Figura 36a ilustra a implicação conjunta de PM e AL na torção da espinha da escápula. A observação atenta da espinha da escápula atesta o papel desempenhado pelas fibras inferiores do trapézio. De fato, ela porta os traços da tração que essas fibras exercem, próximo à sua raiz. Nessa região, ela é, aliás, recurvada para baixo, formando o tubérculo do trapézio. Se seguirmos seu trajeto, no sentido medial-lateral, tomamos facilmente consciência da mudança de orientação até o acrômio, que se curva anterior e medialmente, certamente sob o efeito da tração das fibras anteriores do deltoide de AL.

Encontramos, como sempre, uma rotação lateral posterior, associada a uma rotação medial anterior.

A Figura 36b situa essa torção fisiológica da espinha da escápula no equilíbrio geral do cíngulo do membro superior. AM retoma seu lugar de máxima importância, por intermédio das partes esternocostal e abdominal do peitoral maior, que instalam o que chamo de "*cifose escapular*", representada pela grande seta orientada de trás para a frente.

Relembramos, nesse esquema, a torção da clavícula, sob a ação do trapézio descendente de PL e da parte clavicular do peitoral maior de AL.

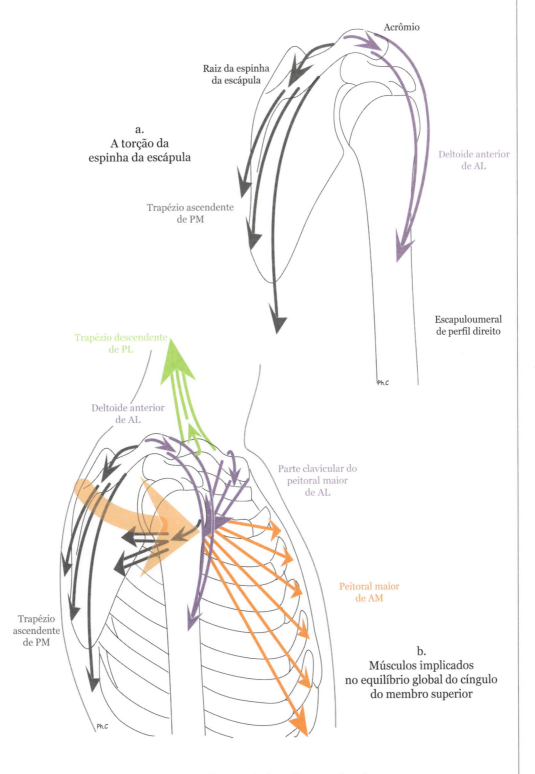

A torção da espinha da escápula

Cadeias posteromedianas 79

As cadeias posteromedianas na bacia

A PM é fortemente implicada no que Godelieve Denys-Struyf qualificou como a "explosão" da massa pélvica.

A visão do equilíbrio em termos de massas e intermassas, segundo G.D.S., foi abordada no volume dedicado às noções básicas. Ela qualificava *as intermassas como zonas elásticas*, portanto adaptáveis, e *as massas como zonas resistentes*, sinônimos de *estabilidade*.

A autora descreveu diferentes processos de desestruturação do aparelho locomotor, cujo ponto de partida é a explosão da massa pélvica.

Françoise Mézières certamente percebia esse fenômeno, pois um grande número de posturas em seu método permite reposicionar corretamente o sacro entre os ossos ilíacos e, consequentemente, trabalhar sobre a reestruturação da massa pélvica.

Godelieve Denys-Struyf contribuiu sobremaneira para a compreensão da fisiologia da pelve e dos problemas das sacroilíacas, tão frequentemente sujeitas a bloqueios. Ela formulou a ideia de que tais bloqueios seriam, na verdade, um mecanismo de proteção dos ligamentos dessa articulação sacroilíaca, ante uma distensão engendrada por uma **hipersolicitação**.

Desbloquear, mesmo que se tenha, ao menos, a vantagem de aliviar a dor do paciente, não é suficiente, correndo-se inclusive o risco de, em longo prazo, perpetuar ou até mesmo agravar essa hipersolicitação.

A sacroilíaca é uma junta de elasticidade da pelve e, portanto, deve ser elástica, mas tal elasticidade não deve se transformar em instabilidade.

O método G.D.S. propõe numerosos testes para evidenciar tal hipersolicitação, a fim de prevenir o bloqueio.

Figura 37

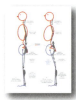

Passagem de uma PM fisiológica a uma PM que, ao se tornar excessiva, inverte sua ação. A "*lâchage*" do glúteo máximo.

Vamo-nos ater, sobretudo, à "lâchage do glúteo máximo", que está na origem da "explosão" da pelve.

O vermelho foi propositalmente usado para materializar a cadeia articular do tronco, de que o sacro faz parte.

O azul materializa os elementos pertencentes à cadeia articular do membro inferior; logo, o osso ilíaco.

A sacroilíaca ocupa, então, uma posição estratégica entre a cadeia articular do tronco e a cadeia articular do membro inferior. A primeira

Figura 37

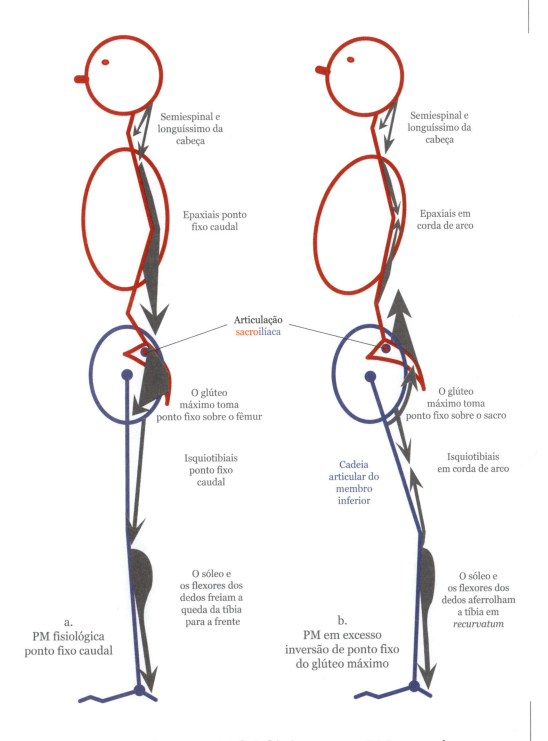

**Passagem de uma PM fisiológica a uma PM excessiva:
a "lâchage" do glúteo máximo**
Segundo G.D.S.

é influenciada pelas cadeias musculares do eixo vertical; logo, a PM. A segunda é muito mais concernente às cadeias do eixo horizontal ou relacional PL e AL.

A Figura 37a lembra a função importante das cadeias posteromedianas na posição bípede, que caracteriza o ser humano. Para bem desempenhar essa missão, todos os músculos de PM devem poder se beneficiar de um *ponto fixo embaixo*.

A Figura 37b ilustra a famosa "lâchage" do glúteo máximo, de que falamos na **página 50**.

Será que os epaxiais *trabalham em corda de arco porque o glúteo máximo muda de ponto fixo, ou seria o inverso?* Acontece que o sacro é levado para cima por esses músculos que, por seus prolongamentos na região cervical, basculam igualmente o crânio, de certo modo aproximando o occipital e o sacro entre si.

O glúteo máximo inverte seu ponto fixo e leva o fêmur em extensão, com ainda maior facilidade, dado que o joelho só quer recuar cada vez mais, seguindo a tíbia que o sóleo e os flexores dos dedos fixam em *recurvatum*.

Os isquiotibiais mediais (semitendíneo e semimembranáceo), sensíveis ao risco de perda da verticalidade e em reação à propulsão anterior do tronco e ao risco de antebáscula da pelve que isso favorece, aumentam seu tônus para manter o osso ilíaco em posição vertical e *trabalham, eles também, em corda de arco, confirmando o recurvatum da tíbia*, bem como, paradoxalmente, a propulsão anterior.

Que acontece, então, na sacroilíaca? É o que desenvolveremos no próximo parágrafo.

Figura 38

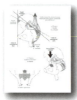

Estando o osso ilíaco fortemente preso embaixo pelos isquiotibiais, somente o sacro bascula para a frente, o que corresponde a uma nutação sacral.

Como ilustrado na Figura 37, o sacro dessolidariza-se dos ossos ilíacos, como que para melhor marcar seu pertencimento à cadeia articular do tronco, de que faz parte, enquanto o osso ilíaco permanece solidário à cadeia articular do membro inferior.

Tal dessolidarização sacroilíaca está detalhada na Figura 38:

O sacro é levado cranialmente pelos epaxiais (a1), enquanto os ossos ilíacos permanecem presos embaixo pelos músculos isquiotibiais mediais (a2).

O glúteo máximo compensa a "perda" do sacro mudando de ponto fixo. A partir de um ponto fixo cranial, ele puxa o fêmur em extensão (a3).

Em uma situação ideal, enquanto o sacro permanece bem ancorado entre os dois ossos ilíacos, a transmissão de forças se faz, via sacroilíacas, ao longo das linhas arqueadas, em direção às cabeças femorais e ao púbis.

Figura 38

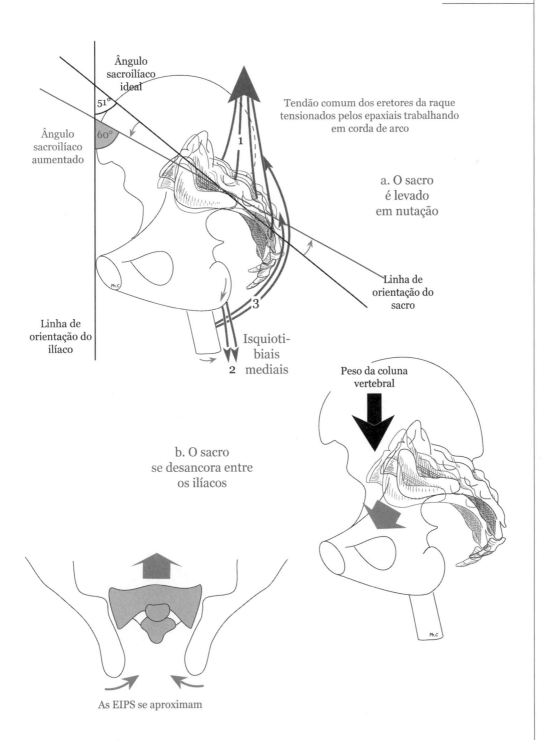

A PM nuta o sacro e favorece sua desancoragem

Na situação que nos interessa aqui, a resultante horizontalização do sacro *aumenta a instabilidade do equilíbrio do sacro*, o que irremediavelmente conduz à sua **desancoragem dos ilíacos**, caudal e anteriormente (Figura 38b).

I. A. Kapandji fazia referência a esse tipo de deslocamento do sacro entre os ossos ilíacos, evidenciado pelos trabalhos de Weisel, que o qualificava como *translação craniocaudal*.

Figura 39

Detalhe dos ligamentos iliolombares, sacroilíacos posteriores, sacroespinais e sacrotuberais.

Os dois feixes do ligamento iliolombar (1 e 2) estendem-se da *crista ilíaca*, posteriormente, e aos ápices dos *processos transversos de L4 e L5*, anteriormente.

O ligamento sacroilíaco posterior dá-lhes sequência caudalmente. Ele apresenta diferentes feixes:
- O primeiro feixe superior (3) estende-se da *crista ilíaca*, imediatamente abaixo do precedente, ao *processo transverso da primeira vértebra sacral*.
- O segundo feixe superior (4) estende-se do ápice da *tuberosidade ilíaca* ao *primeiro tubérculo da crista sacral lateral, na altura da segunda vértebra*. Ele é habitualmente chamado de ligamento axial, pelo fato de que, segundo Faraboeuf, **se insere exatamente onde passa o eixo transversal em torno do qual o sacro efetua seus movimentos de nutação**.
- O terceiro feixe superior (5) é também chamado de ligamento de Zaglas. Ele se estende da espinha ilíaca posterossuperior à crista lateral do sacro.
- O feixe inferior (6 e 6') insere-se proximalmente sobre a *espinha ilíaca posterossuperior* e alcança *os terceiro e quarto tubérculos da crista sacral lateral do sacro*. Ele envia uma expansão para o ligamento sacrotuberal.

O ligamento sacrotuberal (7) estende-se *das duas espinhas ilíacas posterossuperior, superior e inferior*, onde se confunde com o feixe inferior do ligamento sacroilíaco posterior, que o recobre.

Ele se destaca igualmente dos bordos laterais e das faces anteriores das *três últimas vértebras sacrais* e das *primeiras coccígeas*. As fibras dispostas em leque se reagrupam antes de se desdobrar novamente sobre a parte posteromedial do *túber isquiático e o bordo medial do ramo do ísquio*.

Suas fibras mais posteriores se prolongam nos tendões dos músculos semitendíneos de PM e bíceps femoral de PL, posteriormente. Outras, mais anteriores, se prolongam na aponeurose do músculo obturador interno de PL.

Esse ligamento é recoberto posteriormente pelo músculo glúteo máximo de PM, que aí se insere e nós consideramos seu ligamento ativo.

Figura 39

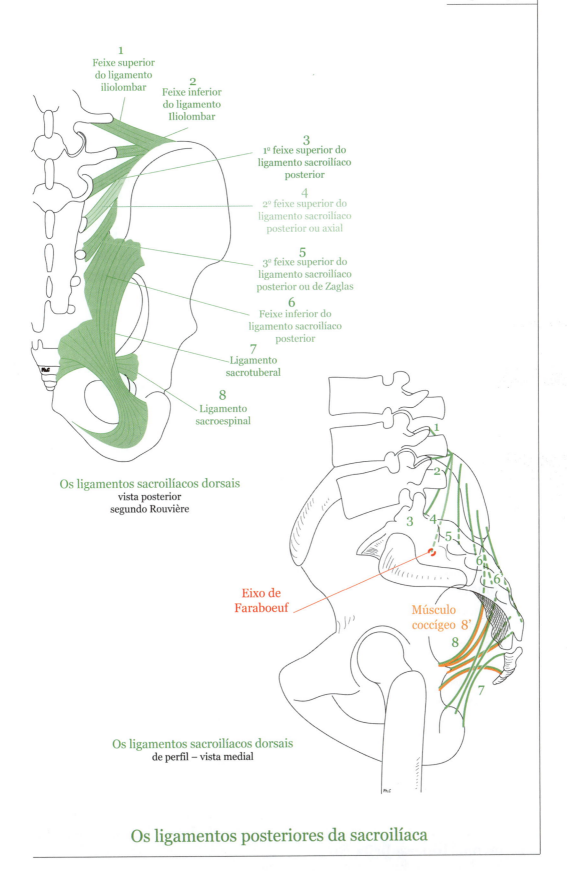

Os ligamentos sacroilíacos dorsais
vista posterior segundo Rouvière

Os ligamentos sacroilíacos dorsais
de perfil – vista medial

Os ligamentos posteriores da sacroilíaca

Cadeias posteromedianas 85

O ligamento sacroespinal (8) é mais anterior e profundo que o precedente, que o recobre.

Ele liga os bordos laterais do sacro e do cóccix à espinha isquiática. O músculo coccígeo de AM (8') recobre-o e confunde-se com ele. Por essa razão, nós o consideramos ligamento ativo do ligamento sacroespinal.

Figura 40

Podemos falar de mobilidade sacroilíaca ou, preferencialmente, de elasticidade? Ainda existem, até hoje, ardorosos defensores da fixidez dessa articulação.

I. A. Kapandji refere-se a uma mudança de posição do sacro entre os ilíacos, na passagem da posição de decúbito dorsal à posição de pé (Figura 40a):

- Em decúbito dorsal (a), *o sacro seria aparentemente levado em contranutação pelo peso da massa visceral*, sob a condição, é claro, de que esteja livre de qualquer tensão muscular excessiva.
- **Em posição de pé (b)**, influenciado pelo peso da coluna vertebral, *o sacro seria levado em flexão anterior (nutação)*. O ângulo sacroilíaco poderia, então, aumentar em 5°.

Godelieve Denys-Struyf definiu um protocolo de testes, visando evidenciar o grau de elasticidade das articulações sacroilíacas:

O sacro e os ilíacos modificam seu posicionamento respectivo em função da posição global do corpo. Medimos com precisão a distância entre as espinhas ilíacas anterossuperiores (EIAS), na face anterior, e a distância entre as espinhas ilíacas posterossuperiores (EIPS), na face posterior, em diferentes posições, a fim de apreciar as modificações.

- **A distância entre as EIPS diminui quando passamos da posição ortostática ao decúbito ventral (c).**

G.D.S. explica tal diferença pelo fato de o sacro se desancorar anteriormente, deixando espaço para o fechamento dos ilíacos atrás. Ela estabeleceu estatisticamente um valor médio para esse fechamento, que seria em torno de 1 cm, ou seja, 5 mm de cada lado.

- **A distância entre as EIAS diminui quando passamos da posição ortostática ao decúbito dorsal (d).**

G.D.S. atribui essa modificação a uma *ancoragem do sacro* entre os ilíacos, sob o peso das vísceras. Ela afasta, então, as EIPS atrás e fecha-as na frente. O valor médio dessa aproximação situa-se também em torno de 1 cm, ou seja, 5 mm de fechamento de cada lado.

Existe, portanto, uma elasticidade sacroilíaca, que será considerada fisiológica até certo grau, a partir do qual, porém, será descrita como uma hipersolicitação.

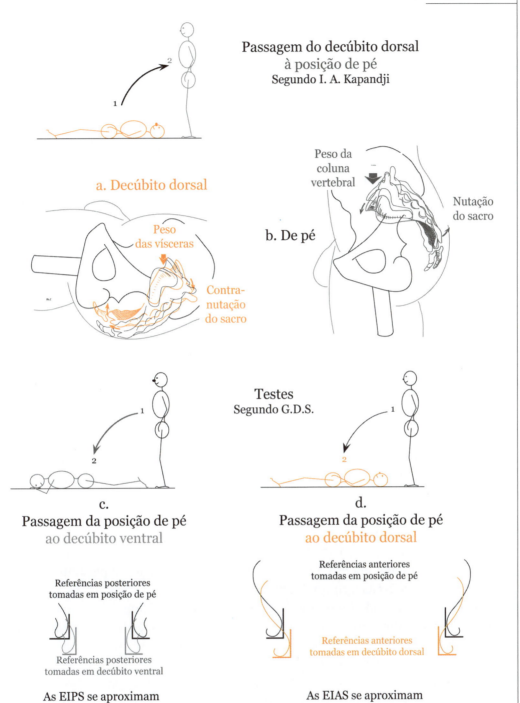

Figura 40

Podemos falar de mobilidade sacroilíaca?

Que me conste, Godelieve Denys-Struyf foi a primeira a considerar a mobilidade sacroilíaca, tão pesquisada pelos osteopatas, uma fonte de instabilidade da pelve, com todas as consequências que poderiam advir sobre o equilíbrio geral do corpo.

Figura 41

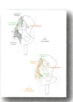

Entre as consequências de uma hipersolicitação sacroilíaca, as distensões ligamentares que conduzem ao bloqueio merecem todo o nosso interesse.

Partilhamos a opinião de Weisel, que desenvolveu uma teoria quanto ao papel dos ligamentos sacroilíacos posteriores segundo sua disposição (I. A. Kapandji, *Physiologie Articulaire – Tome 3 – Tronc et Rachis*, p. 60). Ele diferencia um grupo cranial, mais propenso a se opor à horizontalização do sacro (nutação), de um grupo caudal, que frearia o deslocamento inverso, ou seja, a contranutação.

Para Godelieve Denys-Struyf, a fronteira entre os dois grupos se situaria na altura do ligamento axial (segundo feixe superior do ligamento sacroilíaco posterior), cuja inserção seria, de certa forma, **o ponto de equilíbrio para a suspensão do sacro entre os ilíacos em posição ortostática**.

Isso poderia explicar por que Faraboeuf descreve, quanto aos deslocamentos do sacro entre os ilíacos, um eixo **(Figura 41a)** *que passa*, estranhamente, lateral e posteriormente à articulação sacroilíaca, porém *sobre as inserções desses ligamentos axiais*, sobre a segunda vértebra sacral (I. A. Kapandji, *Physiologie Articulaire – Tome 3 – Tronc et Rachis*, p. 67).

Godelieve Denys-Struyf qualificava esse tipo de pelve de bacia dinâmica, corroborando com os trabalhos de Delmas, que associava uma forma e um posicionamento do sacro a uma tipologia vertebral particular, classificada, segundo o caso, como dinâmica ou estática.

O sacro desses indivíduos, desfrutando de certa elasticidade entre os ilíacos, **favorece o movimento**. Eles percebem sua sintomatologia (de tipo lombalgia ou ciatalgia piriforme) *melhorar pelo movimento*, entretanto, *agravar-se pelas posições prolongadas*, seja de pé ou sentada.

É, então, muito difícil, para o terapeuta, fazer que tais pacientes aceitem que, no caso deles, a excessiva prática esportiva é, certamente, o que mantém a desestruturação da massa pélvica.

A Figura 41a evidencia os ligamentos tensionados pela nutação sacral engendrada por uma PM que se torna excessiva: os ligamentos estirados estão representados em cinza, dado que PM é responsável. Encontramos aí o famoso ligamento axial (1), o primeiro ligamento sacroilíaco posterior (2), **bem como** os ligamentos sacrociático e sacrotuberal (3).

Figura 41

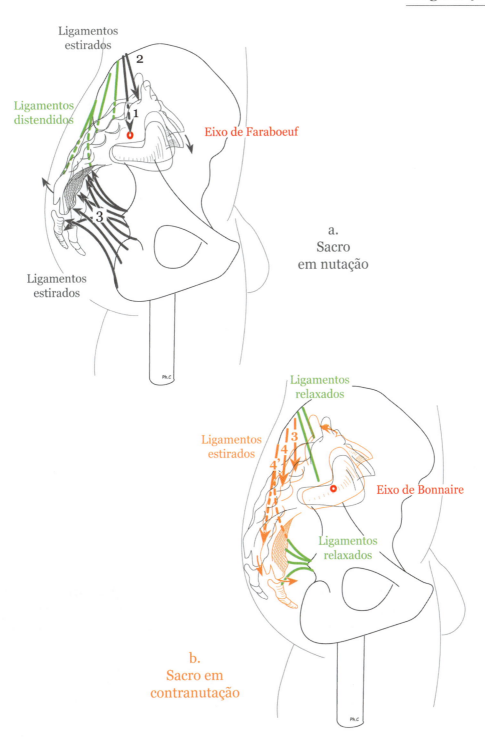

a.
Sacro
em nutação

b.
Sacro em
contranutação

Ligamentos tensionados segundo a posição
do sacro entre os ilíacos

Cadeias posteromedianas 89

O sacro da Figura 41b está posicionado em contranutação por uma AM:

Como o excesso de AM é frequentemente responsável por uma fixação do sacro em contranutação, a cor laranja, associada a essa cadeia, foi escolhida para materializar os ligamentos estirados pela contranutação.

Trata-se do terceiro feixe superior (3) e do feixe inferior do ligamento sacroilíaco posterior (4 e 4'), enquanto os ligamentos implicados pela nutação estão relaxados. **O sacro ancora-se entre os ilíacos e a congruência das articulações sacroilíacas aumenta.** O sacro, embora menos móvel, pode, entretanto, conservar certa "mobilidade", mas em torno de um eixo que Bonnaire *considera que passe pelas articulações sacroilíacas, na junção entre os segmentos superior e inferior da face auricular sacral.*

Encontramo-nos, aqui, diante de uma bacia qualificada por G.D.S. como estática, que favorece a estabilidade em detrimento da mobilidade sacroilíaca e será, portanto, mais adaptada à sustentação de cargas do que ao movimento esportivo.

Para G.D.S., o ideal seria podermos passar de um tipo a outro, em função da atividade, o que é possível para indivíduos libertos de suas cadeias... musculares.

Figura 42

Os músculos piriforme e coccígeo são os ligamentos ativos dos ligamentos sacrotuberal e sacroespinal.

Reenvio o leitor ao tomo consagrado ao estudo das cadeias anteromedianas e para os detalhes anatômicos referentes a esses dois músculos. *Eles mantêm estreitas relações com os ligamentos precitados e têm a mesma direção de fibras.* Eles sofrem o mesmo alongamento, o que explica sua frequente reatividade em caso de forte nutação. Eles se conduzem como verdadeiros ligamentos ativos.

A reatividade do piriforme se traduz, em geral, por uma ciatalgia.

Tal sintomatologia é frequente no período pré-menstrual, assim como desde o início da gestação, em mulheres que apresentam marcas PM na pelve. O sacro, que já estava em nutação, acentua sua desancoragem, por causa do aumento do peso do útero que lhe é suspenso, provocando a reatividade do piriforme. A resposta de muitos terapeutas a esse tipo de sintoma resume-se em alongar o piriforme, o que significa atacar a vítima ao invés do culpado.

A reatividade do músculo coccígeo conduz frequentemente a um "bloqueio" do cóccix em flexão.

Os músculos coccígeos, mas também os músculos puborretais de AM, entram em reatividade em relação à PM, que assumiu o poder sobre o sacro, e tomam para si o cóccix.

Figura 42

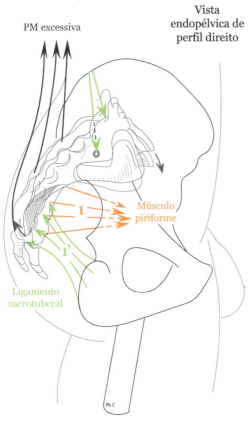

a. O piriforme é o ligamento ativo do ligamento sacrotuberal

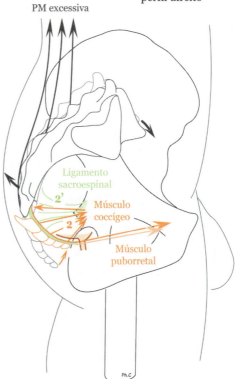

b. O músculo coccígeo é o ligamento ativo do ligamento sacroespinal

Ligamentos ativos dos ligamentos sacroespinal e sacrotuberal

Cadeias posteromedianas

Figura 43

Modificação das referências, permitindo suspeitar de uma tomada de poder da PM sobre a pelve.

Godelieve Denys-Struyf orientou suas pesquisas particularmente sobre a fisiopatologia da pelve. Com o objetivo de estabelecer um diagnóstico o mais preciso possível, ela desenvolveu uma bateria de testes. Alguns deles serão úteis ao presente estudo, e serão detalhados.

A Figura 43a ilustra a nutação do sacro por PM.

A Figura 43b mostra a consequente abertura da pinça sacroilíaca. *O ângulo sacroilíaco, idealmente de 51°, aumenta.* Godelieve Denys-Struyf costumava citar o caso de um atleta cujo ângulo alcançara 75°.

Lembremo-nos de que uma PL pode também favorecer a abertura da pinça sacroilíaca por causa da nutação ilíaca que ela instala.

A desancoragem do sacro permite a aproximação dos ilíacos atrás (Figura 43c). Notaremos ainda que isso será acompanhado de uma *diástase da sínfise púbica, o que vai gerar frequentes pubalgias* nos terrenos PM.

A observação da distância entre as EIPS (Figura 43d 1) permite determinar tanto o grau de recobrimento do sacro pelos ilíacos quanto o grau de *desancoragem do próprio sacro*. G.D.S. quantificou o valor médio dessa distância *entre 9 e 9,5 cm*.

A medida da distância entre uma linha tangente aos ápices inferiores das EIPS e outra que toca os ângulos inferiores do sacro (Figura 43d 2) permite apreciar tanto o grau de nutação dos ilíacos quanto o de nutação do sacro.

A distância média entre essas duas linhas é de aproximadamente *quatro dedos do paciente*.

No caso de uma PM dominante, *as referências das EIPS se aproximam* por conta da desancoragem do sacro. Não raro vemos essa distância descer abaixo de 7 cm, particularmente em atletas.

Estando o sacro em posição mais horizontal, por causa da sua nutação, *as referências dos ângulos inferiores se aproximam da tangente aos ápices das EIPS (Figuras 43 b e d)*. Passamos, então, de uma distância de quatro a apenas dois dedos.

O losango de Michaelis (Figura 43e), que obtemos ao unirmos o bordo inferior do processo espinhoso de L5, as referências das EIPS e o ápice da prega interglútea, *diminui de tamanho*.

Figura 43

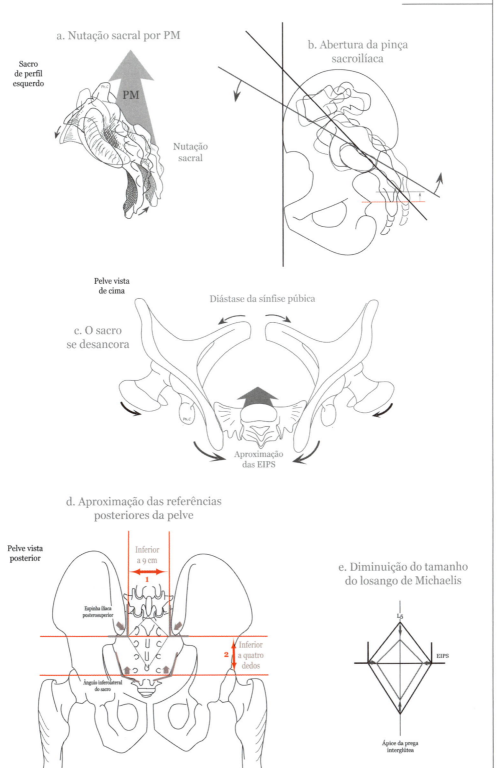

Modificação das referências, permitindo suspeitar de uma tomada de poder da PM sobre a pelve
Segundo G.D.S.

Figura 44

A desancoragem do sacro e a dissociação sacroilíaca que uma PM em excesso instala favorecem a distorção pélvica.

Lembremo-nos de que a atividade tônica em nossas cadeias musculares é assimétrica. AL, AM e PA dominam à direita, enquanto PL, PM e AP se expressam mais à esquerda. Tal assimetria, facilmente evidenciada na pelve, faz parte de um esquema fisiológico, ao menos até certo ponto:
- A EIPS esquerda é geralmente mais caudal e mais posteriorizada que a direita.
- A EIAS direita é mais caudal, mais anteriorizada e mais lateral que a esquerda.

Tal assimetria pode muito bem jamais ocasionar problemas, o que é o caso para muitas pessoas (Figura 44a). Entretanto, a instabilização sacroilíaca suscitada por uma PM excessiva pode transformá-la em distorção pélvica e torná-la desorganizante (Figura 44b). Ela constitui, então, um terreno que favorece os lumbagos que qualificamos como pélvicos, pois resultam de um espasmo defensivo do quadrado lombar, em reação à hipersolicitação sacroilíaca. Em longo prazo, isso pode conduzir a uma degradação prematura do disco intervertebral L5-S1, que sofre essa distorção nos movimentos de flexão do tronco. Com efeito, **se L5 acompanha o sacro em flexão no plano sagital, ela gira com os ilíacos no plano frontal, sobretudo se os ilíacos estiverem em distorção**.

Os ligamentos iliolombares, bem como as expansões dos músculos oblíquos internos para L4 e L5, são responsáveis por isso, pois solidarizam essas duas vértebras com os ilíacos.

Figura 45

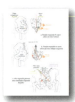

A "torção" do sacro para a esquerda é um dos componentes da assimetria fisiológica, mas pode se efetuar em torno de dois eixos diferentes, segundo a presença ou não de uma PM.

A palavra "torção" é, a meu ver, um pouco errônea, dado que, na imensa maioria dos casos, trata-se mais de uma rotação do que de uma torção – que, no entanto, existe. Isso explica por que utilizei as aspas.

Essa rotação do sacro se faz, na maioria dos casos, para a esquerda, ou seja, sua face anterior olha para a esquerda.

Às vezes, é difícil diferenciar uma rotação do sacro em relação aos ilíacos de uma rotação global da pelve como um todo, particularmente nos testes de escuta.

Os músculos iliopsoas de AP interferem na distorção pélvica em um jogo de ação-reação. Tensionado pela nutação ilíaca, o iliopsoas esquerdo pode induzir *uma rotação global da pelve para a direita* e dar a imagem de um esquema

Figura 44

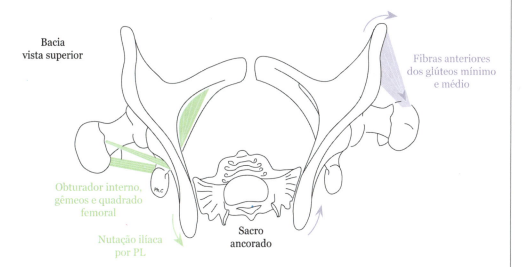

a. Esquema assimétrico fisiológico

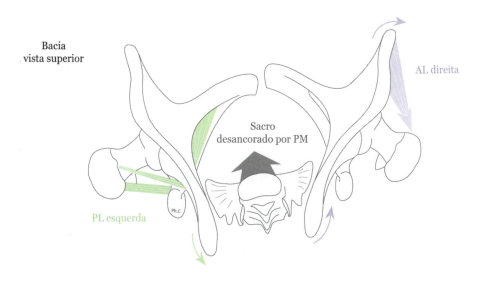

b. Distorção pélvica facilitada pela dissociação sacroilíaca

A PM pode desestabilizar o esquema assimétrico fisiológico

Cadeias posteromedianas

inverso, enquanto o esquema clássico permanece subjacente. Isso explica por que certos terapeutas diagnosticam uma rotação do sacro para a direita em casos que a encontramos para a esquerda.

A rotação do sacro parece-me muito ligada ao trânsito intestinal; com efeito, é fácil constatar sua acentuação antes da defecação. Isso vale especialmente para indivíduos sujeitos à constipação. O músculo piriforme direito está fortemente implicado nesse fenômeno, como precisado no fascículo consagrado às cadeias anteromedianas. Ele se beneficia de um ponto fixo sobre o fêmur direito, mantido em rotação medial por AL. Lembremo-nos ainda de que ele é particularmente sensível aos aumentos de pressão na pequena bacia, uma coisa explicando a outra.

Essa rotação do sacro pode se fazer em torno de um eixo vertical (Figura 45a), na medida em que este esteja mantido em posição correta entre os ilíacos.

Todavia, ela poderá se marcar mais no nível dos ângulos inferolaterais e do cóccix se o períneo estiver incriminado (músculo coccígeo).

A presença de uma rotação esquerda sobre um eixo oblíquo esquerdo sinaliza um excesso de tensão PM (Figura 45b): o glúteo máximo abandona o sacro aos epaxiais, que trabalham em corda de arco e levam o sacro em nutação. O sacro, porém, não está livre dos dois lados. Do lado direito, o piriforme trabalha com um ponto fixo femoral e associa-se à AM, que domina esse lado no esquema assimétrico. O piriforme resiste e freia a horizontalização do sacro do lado direito, obrigando-o a girar em torno de um eixo oblíquo esquerdo, ou seja, aproximando a articulação sacroilíaca esquerda ao ângulo inferolateral direito do sacro.

Logicamente, deveríamos encontrar um ângulo inferolateral esquerdo mais cranial que o direito (Figura 45b **1**). Isso se esquecêssemos a nutação ilíaca esquerda que transborda frequentemente sobre o sacro, puxando-o unilateralmente para baixo. A palpação, em posição de decúbito ventral, revela então um ângulo inferolateral esquerdo mais saliente para o teto, embora mais caudal (Figura 45c **2**).

Figura 45

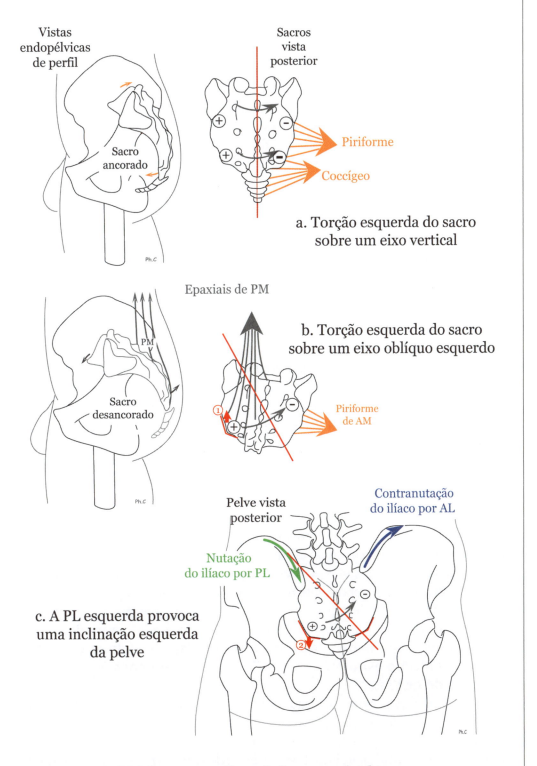

Cadeias posteromedianas 97

Figura 46

A forma do sacro está certamente condicionada pelas tensões que a PM pode lhe impor durante seu desenvolvimento.

A pelve é a residência de AM, que está aí representada pelos músculos do períneo. Isso talvez explique a forma do sacro, em geral globalmente em cifose. É verossímil pensar que a atividade dos músculos do períneo no bebê modele muito precocemente esse sacro no sentido da cifose. Entretanto, tudo é questão de equilíbrio também aí, e é forçoso constatar que cada sacro tem uma forma diferente; voltaremos a algo já abordado sobre esse assunto em dois livros precedentes: o consagrado às noções básicas do método G.D.S. e o sobre as cadeias anteromedianas.

Tivemos a ocasião de precisar que o sacro revela, por sua forma, certos traços do projeto inato de um indivíduo, com relação aos aspectos comportamentais do método G.D.S.

A Figura 46a ilustra um sacro neutro que, segundo G.D.S., corresponde a um projeto PA (AP). *As duas primeiras vértebras sacrais (S1 e S2) estão no alinhamento uma da outra.*

Esse sacro foi posicionado de modo que seu platô apresente uma inclinação ideal, como atesta o valor do ângulo de de Sèze a 34°, *condição necessária para uma boa recepção da coluna vertebral e uma boa transmissão de forças.*

No caso do sacro arqueado, representado na Figura 46b, *as duas primeiras vértebras sacrais estão em extensão uma em relação à outra.* As trações PM, exercendo-se muito cedo sobre um sacro ainda não ossificado, podem inegavelmente modelar essa forma específica.

Esse sacro de forma PM também foi posicionado idealmente, de modo a apresentar uma inclinação ideal de seu platô em torno de 34°.

A comparação dos ângulos de conformação do promontório de cada um desses sacros mostra que ele é geralmente *mais agudo em um sacro arqueado*. Ele difere de um indivíduo a outro e, ao contrário do ângulo de de Sèze, que é um ângulo de posicionamento, é mais dificilmente modificável, assim como a forma do sacro.

A Figura 46c ilustra, em duas fotografias, essas duas tipologias sacrais. O último esquema sobrepõe-nas em uma posição ideal para o ângulo de de Sèze.

Notaremos que, nessa posição, o *sacro arqueado é bem mais horizontal que o neutro* ou, ainda, que o "bombé", que evocamos com AM.

A lição que devemos extrair dessa descoberta é a de que **nem todos os sacros horizontais precisam ser corrigidos. É o ângulo de inclinação do platô sacral que mais deve guiar nossas intervenções.**

Figura 46

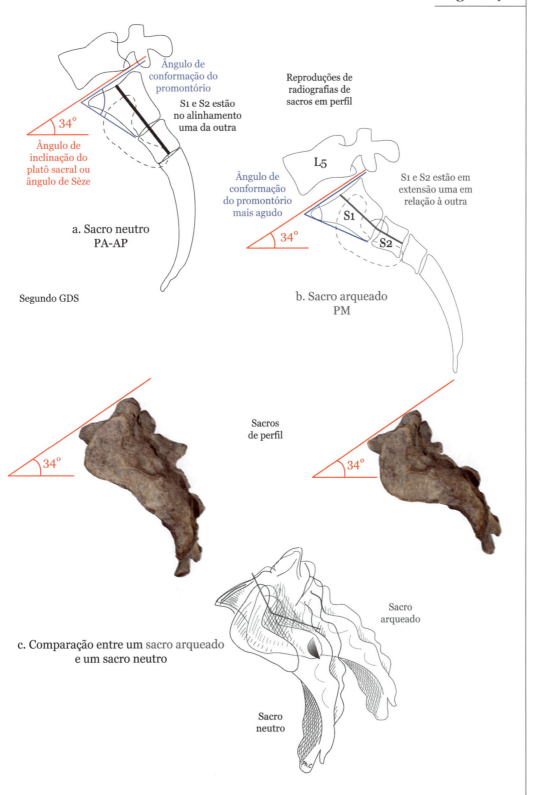

A forma do sacro é certamente condicionada pelas tensões que a PM pode lhe impor durante seu desenvolvimento

Figura 47

 Ao transformar a lordose lombar em quebra lombossacral, a PM perturba a fisiologia da alavanca lombossacral.

A Figura 47a materializa a referência ideal para essa alavanca lombossacral:

L3 está no ápice de uma lordose harmoniosa, cujos guardiões são os psoas. Ela se situa, assim, em posição horizontal, em uma mudança de orientação da coluna, que é proclive do sacro até L4 e declive acima de L2 até T9.

Essa lordose, tão repreendida no meio fisioterapêutico em certa época, pouco a pouco recuperou o prestígio. Após responsabilizá-la por todos os nossos males e termos buscado todos os meios de combatê-la, reconhecemos, enfim, seu papel no amortecimento e na adaptabilidade da coluna. Tudo é questão de ponto de vista, evidentemente: uma hiperlordose existe, mas, no que diz respeito ao nosso presente estudo, mostra-se muito mais em carência, merecendo até mesmo que nós a ajudemos a se reinstalar.

Essa figura evidencia igualmente o interesse em avaliar o ângulo lombossacral, cujo valor médio G.D.S. fixou em 130° (Figura 47a).

No caso de uma PM que perdeu a humildade, o valor diminui por causa da báscula anterior do sacro e do recuo em flexão posterior de L5 (Figura 47b).

A Figura 47c lembra-nos de que a boa saúde do disco intervertebral L5-S1 depende também de seu grau de cuneiformização. Sua diminuição, em um contexto AM, favorece a compressão discal e cria um risco de hérnia por via posterior. Seu aumento, em um contexto PM, embora favoreça a "pinça aberta" que alivia o disco, pode, em caso de excesso, levar à migração do núcleo pulposo anteriormente, bem como à distensão das fibras anteriores do anel fibroso (Figura 47d). O disco pode, então, herniar anteriormente e se esvaziar progressivamente, deixando uma imagem radiográfica de um perfeito vazio discal. Esse fenômeno é observado com frequência em sujeitos que funcionam, durante anos, com uma forte PM. O resultado é um período difícil, marcado por dores lancinantes nas profundezas do espaço intervertebral L5-S1, porém, na maioria das vezes, sem sinais de compressão radicular.

Figura 47

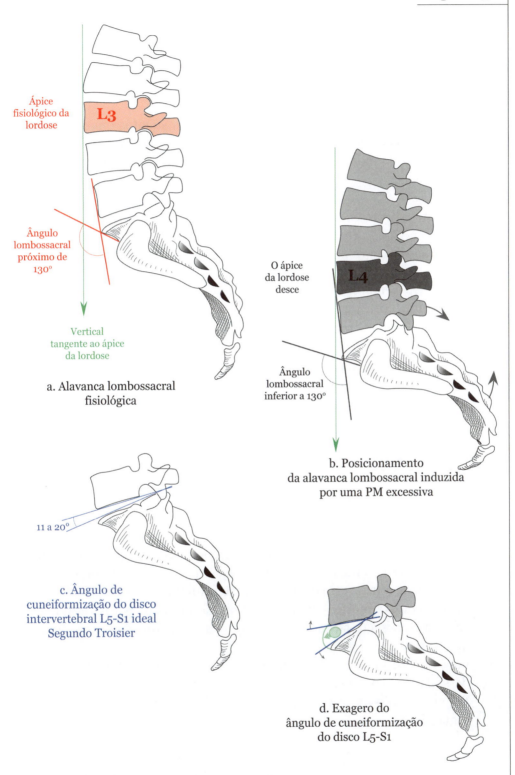

Marcas desorganizantes de uma PM excessiva
sobre a fisiologia da alavanca lombossacral

Figura 48

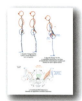 **Com o passar dos anos, a PM, perseverante em seu excesso comportamental, pode efetuar o que Godelieve Denys-Struyf qualificou como segunda "lâchage".**

G.D.S. debruçou-se sobre a evolução de certos sujeitos que apresentaram uma primeira "lâchage" de PM e constatou que, com o passar dos anos, em geral próximo aos 50 (a menopausa para as mulheres), essa PM efetua uma segunda "lâchage".

A Figura 48a retoma a "lâchage" do glúteo máximo, descrita na página 50, assim como no início deste capítulo, na Figura 37b.
O glúteo máximo muda de ponto fixo e abandona o sacro aos músculos epaxiais, que trabalham em corda de arco.

Não tornaremos a detalhar as consequências ligamentares da nutação sacroilíaca, que deriva dessa primeira "lâchage" que acabamos de desenvolver.

Devemos reter, de tudo o que foi descrito neste capítulo, que o sacro se dessolidariza dos ossos ilíacos, que permanecem presos pelos isquiotibiais (Figura 37) e que uma PL associada pode até mesmo fixar em nutação, acentuando ainda mais essa dissociação.

A esse quadro seguem episódios dolorosos, consequência dos estiramentos ligamentares que derivam de tal dissociação.

A Figura 48b ilustra a segunda "lâchage" da PM, que abandonará, por sua vez, os ossos ilíacos. Estes últimos seguirão o sacro, deixando-se levar em contranutação pelos músculos ilíacos, que constituem, com o glúteo máximo, os principais ligamentos ativos da articulação sacroilíaca.

A reatividade desses músculos é frequente em casos de hipersolicitação sacroilíaca. No âmbito do esquema assimétrico pélvico, que já descrevemos repetidas vezes e combina uma contranutação direita e uma nutação esquerda, essa reatividade se expressa em geral unilateralmente:
- **seja do lado direito**, ante a contranutação instalada por AL e AM. O músculo ilíaco consegue fechar a asa ilíaca direita na frente, *o que, aliás, pode gerar dúvida sobre a presença de AL desse lado, fazendo pensar em uma PL direita*;
- **seja do lado esquerdo**, diante da nutação instalada por PM dominante desse lado, que acabamos de definir, sobretudo se estiver reforçada por PL. O músculo ilíaco não faz nada além de fechar mais ainda a asa ilíaca esquerda.

A segunda "lâchage" é bilateral e intervém em reação a uma PM bilateral. O músculo ilíaco de AP é *recrutado para defender os ligamentos sacroilíacos anteriores, sobre os quais ele se insere e que se encontram distendidos pela dissociação sacroilíaca*, sobretudo se uma AL está associada à PM (Figura 48c).

Ele leva, por sua vez, o osso ilíaco anteriormente, com ainda maior facilidade se for ajudado pelas fibras anteriores dos glúteos mínimo e médio, pelo

Figura 48

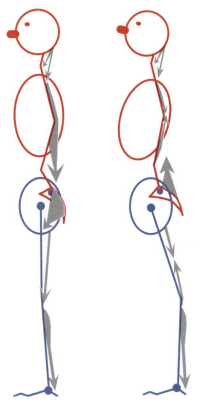
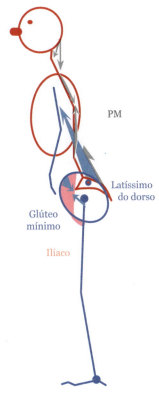

a. Primeira "lâchage" de PM:
o glúteo máximo abandona o
sacro aos epaxiais

b. Segunda "lâchage" de PM:
os isquiotibiais abandonam o osso ilíaco
ao músculo ilíaco, frequentemente ajudado pelo
latíssimo do dorso e glúteo mínimo

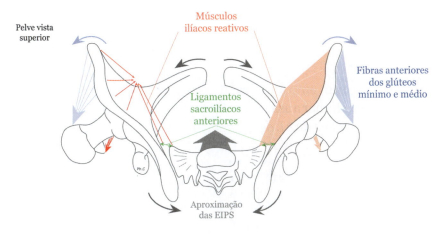

c. A combinação PM-AL favorece a
distensão dos ligamentos sacroilíacos anteriores

A segunda "lâchage" de PM
Segundo G.D.S.

Cadeias posteromedianas 103

latíssimo do dorso de AL (Figura 48b) e certamente pelo sartório, que toma ponto fixo sobre a tíbia, aferrolhada em *recurvatum* e rotação medial por PM.

Estando o osso ilíaco mantido em contranutação, *a pinça sacroilíaca se fecha e os ligamentos sacroilíacos ficam, enfim, aliviados.*

Infelizmente, isso se dá ao preço de uma forte flexão anterior do tronco. *O equilíbrio global do tronco se perde definitivamente, obrigando, com frequência, à utilização de uma bengala.*

Françoise Mézières considerava esse estado precursor de uma coxartrose, o que se verifica regularmente.

O desenho da Figura 48', obtido de uma fotografia, ilustra perfeitamente a atitude resultante de uma segunda "lâchage" da PM. A quebra no nível das articulações dos quadris é característica.

Figura 48'

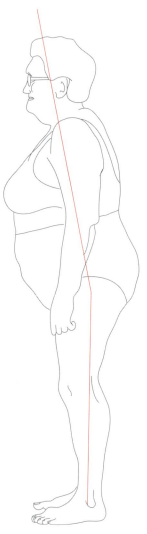

Atitude reveladora de uma segunda "lâchage" de PM

As cadeias posteromedianas no pescoço e no crânio

As cadeias posteromedianas instalam as costas planas até a altura da quarta vértebra cervical, onde termina o músculo iliocostal do pescoço.

Elas não param ali, e sim prolongam-se na face posterior do pescoço até chegar ao crânio, cuja circunferência percorrem inteira, de trás para a frente. Por sinal, elas desempenham uma função importante na manutenção da massa cefálica em boa posição, em parceria com PA, cuja residência é a cabeça e o feudo é o pescoço.

Veremos também que, tal como a AM, a PM pode invadir a face, território de AP.

Figura 49

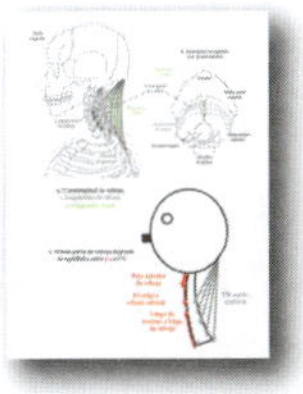

Os músculos semiespinal e longuíssimo da cabeça são muito implicados na manutenção da massa cefálica em posição horizontal, na medida em que ela é fortemente desequilibrada para a frente.

O semiespinal da cabeça (grande complexo) nasce *dos processos transversos das cinco primeiras vértebras torácicas*, bem como *dos processos articulares e da base dos processos transversos das quatro ou cinco últimas vértebras cervicais*. A partir dessa ancoragem tão consequente, ele atinge *a escama occipital*, sobre a qual imprime, com muita frequência, sua marca, *entre as linhas nucal superior e inferior*.

Os dois semiespinais da cabeça, direito e esquerdo, convergem em direção um ao outro na altura da coluna cervical, onde se unem para *ligar-se ao* ligamento nucal (Figuras 49 a e b), *que eles subtensionam*.

O longuíssimo da cabeça (pequeno complexo) situa-se lateralmente ao precedente.

Ele se insere sobre os processos transversos da primeira vértebra torácica e das quatro ou cinco últimas cervicais, junto ao precedente (Rouvière e Delmas).

Ele alcança, cranialmente, *a face medial do processo mastoide do osso temporal*. Suas inserções, bem como seu desenvolvimento bastante consequente, predispõem-no à manutenção da massa cefálica em posição horizontal, opondo-se à queda anterior sob ação da gravidade.

PM é a cadeia da verticalidade. Seu papel não se limita, portanto, a seu feudo, os membros inferiores. Ela tem também muito a fazer em sua residência para *manter a verticalidade da massa torácica*, mas deve *compor com AM*, que tem seu feudo nessa região.

Em nível cefálico, *ela intervém no porte da cabeça*, mas *deve compor com PA, que tem ali sua residência.*

A Figura 49c esquematiza o equilíbrio entre PA e PM, do qual depende o bom porte da cabeça.

O crânio é a residência de PA, enquanto a coluna cervical é o feudo. Idealmente, PM controla PA, mas, como sempre, isso deve se operar em uma partilha de território, PM deixando suficiente liberdade a PA:

- **Os músculos reto anterior da cabeça, longo do pescoço e longo da cabeça são os representantes de PA no seu feudo.** Eles *erigem a coluna cervicotorácica*, controlados pelos suboccipitais na face posterior (eles também de PA), que ajustam as duas primeiras vértebras cervicais em relação ao occipital.
- A PM deve se contentar em controlar a posição da cabeça, freando sua queda anterior.

Figura 49

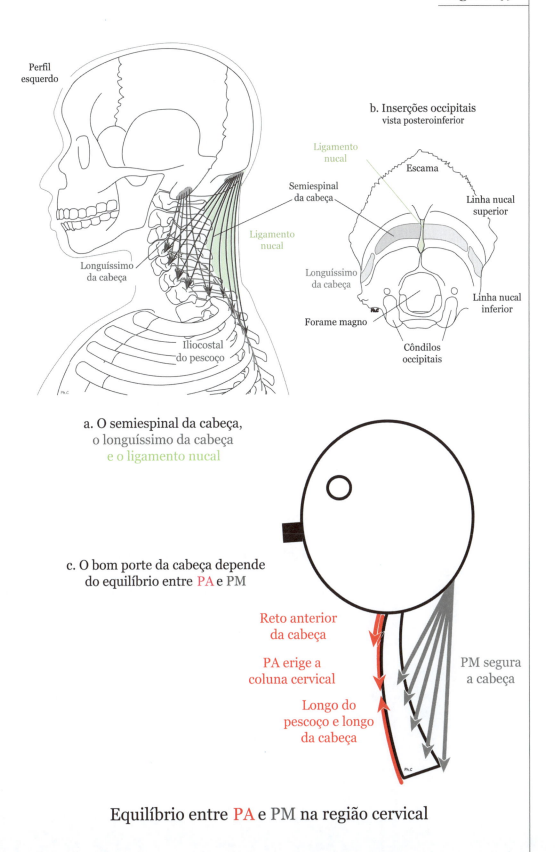

a. O semiespinal da cabeça, o longuíssimo da cabeça e o ligamento nucal

b. Inserções occipitais
vista posteroinferior

c. O bom porte da cabeça depende do equilíbrio entre PA e PM

Equilíbrio entre PA e PM na região cervical

Cadeias posteromedianas 107

Figura 50

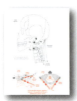

Em excesso, o controle de PM sobre PA pode se transformar em dominação. No momento que exagera, PM sufoca PA, inclusive em seu feudo.

O semiespinal e o longuíssimo da cabeça podem bascular a cabeça posteriormente. Não possuindo nenhuma inserção sobre as duas ou três primeiras vértebras cervicais, eles aproximam o occipital de C4 atrás, achatando a região suboccipital (Figura 50a).

C1 é a principal vítima desse mau posicionamento cefálico e se vê propulsionada para a frente em relação a C2.

O resultado disso é uma subluxação da articulação atlantoaxial mediana. Essa marca desorganizante de PM é facilmente evidenciada radiologicamente.

Os músculos oblíquos superiores e retos posteriores menores da cabeça de PA ficam distendidos e tentam frear o deslizamento anterior de C1, aferrolhando a região (Figura 50b).

Os músculos oblíquos inferiores da cabeça, também de PA, que são os ligamentos ativos da articulação atlantoaxial mediana, espasmam-se em defesa e arrematam o bloqueio da primeira cervical.

Não raro, a contratura desses músculos comprime a artéria vertebral, que aí se reflete, favorecendo o aparecimento de *vertigens*.

A palpação dos processos espinhosos torna-se muito difícil por essa marca PM, ao menos até C4: o processo espinhoso de C2, que é mais longo do que os outros, parece estar em contato com o occipital, recobrindo o de C3, que, em geral, desaparece completamente (Figura 50a). A palpação da zona de inserção dos semiespinais da cabeça, entre as duas linhas curvas occipitais, permite evidenciar o endurecimento de seus tendões terminais.

A tração permanente desses músculos sobre o ligamento nucal conduz quase sempre à perda de sua elasticidade e ao aparecimento de uma verdadeiro esporão ósseo sobre o occipital.

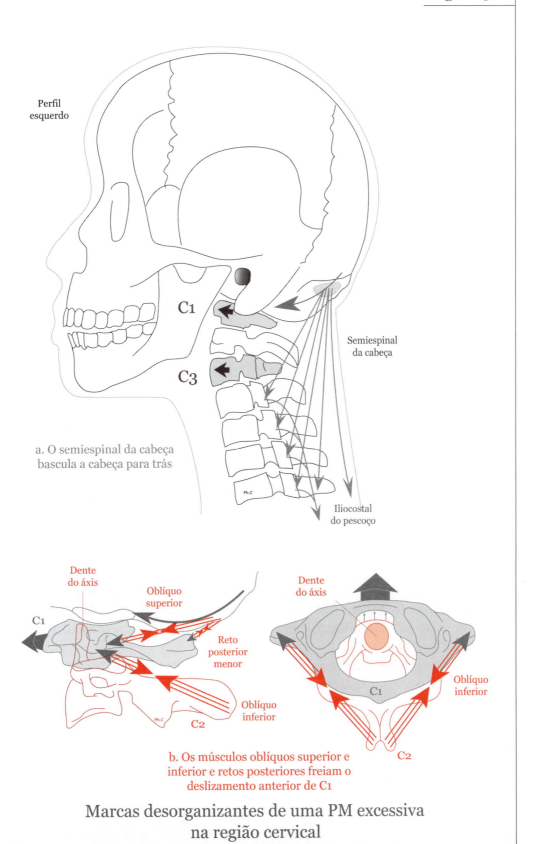

Marcas desorganizantes de uma PM excessiva na região cervical

Cadeias posteromedianas 109

Figura 51

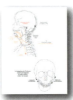

Quando a AM é rechaçada de seu feudo e de sua residência por uma PM dominante, ela marca sua reatividade apossando-se da mandíbula, enquanto a PM toma o crânio.

Quando a AM é desalojada por PM de sua residência, a pelve, e de seu feudo, o tórax, não raro ela marca sua reatividade nas extremidades. Já evocamos o hálux valgo no pé, a rizartrose do polegar, ou mesmo a flexão do cóccix. A mandíbula pode, também, ser considerada uma extremidade, em que a AM expressará seu descontentamento (Figura 51a).

Os semiespinais e longuíssimos da cabeça tomam o poder sobre a cabeça, basculando-a posteriormente.
Os músculos hioideos de AM tomam para si a mandíbula, que eles dessolidarizam do crânio. A própria língua é puxada para trás por essa AM, o que se traduzirá por uma *dificuldade de desdobrá-la e estendê-la à frente.*

Essa situação é propícia aos problemas da articulação temporomandibular (Figura 51b).
O esquema assimétrico que tantas vezes mencionamos observa-se igualmente na região da massa cefálica, porém de forma mais variável, por um jogo de ação-reação entre as cadeias. De fato, contrariamente ao que ocorre na pelve, onde, na imensa maioria dos casos, encontramos o mesmo esquema que associa uma AL e uma AM à direita a uma PL e uma PM à esquerda, *o crânio pode apresentar inversões direita-esquerda.*

A implicação de uma competição entre as cadeias relacionais AL e PL na deformação do crânio dito "em banana" foi detalhada na Figura 10 do fascículo consagrado à PL, e a retomaremos aqui. Alguns sujeitos podem funcionar durante anos com esse tipo de deformação, sem sofrer das articulações temporomandibulares.

No caso que nos interessa aqui, a partilha de território entre uma PM dominante e uma AM reativa na altura da mandíbula pode perturbar esse precário equilíbrio, instabilizando a articulação temporomandibular:
O "esquartejamento" entre o crânio, dominado por PM, e a mandíbula, recuperada por AM, agrava o esquema assimétrico, em geral potencialmente presente na região da ATM. Tomei como exemplo o caso de uma compressão da ATM do lado direito e de uma subluxação do lado esquerdo.

Os músculos masséteres e pterigoideos mediais, que podem ser considerados ligamentos ativos dessas articulações, aumentam seu tônus, na tentativa de ressolidarizar a mandíbula ao crânio, *reduzindo fortemente a abertura da boca.*

Figura 51

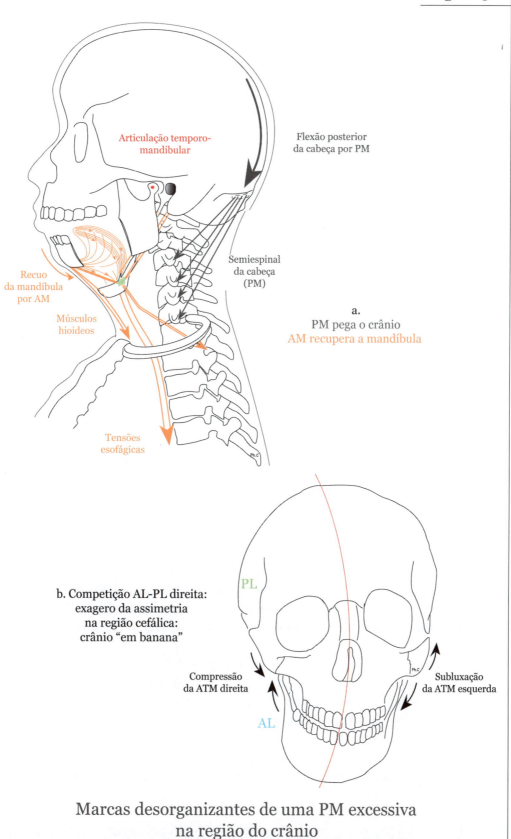

a. PM pega o crânio
AM recupera a mandíbula

b. Competição AL-PL direita: exagero da assimetria na região cefálica: crânio "em banana"

Marcas desorganizantes de uma PM excessiva na região do crânio

Figura 52

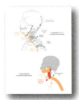

A competição entre PM e AM favorece o exagero das curvas vertebrais. A bossa de bisão faz parte das marcas resultantes na região cervicotorácica.

O achatamento da coluna vertebral, submetendo-se simultaneamente às tensões anteriores e posteriores, conduz a um aumento da lordose cervical e da cifose torácica. Os escalenos anteriores de AM reforçam mais ainda essa lordose.

A cifose torácica exagerada modifica a orientação das interlinhas articulares das primeiras vértebras torácicas, bem como das últimas cervicais.

Isso favorece uma verdadeira **dissociação entre a coluna cervical e a coluna torácica (Figura 52b)**, o que a lógica gostaria que se desse entre C7 e T1, a chamada dobradiça cervicotorácica. Na prática, parece que essa dissociação se opera com maior frequência **entre C6 e C7**. Isso se deve sem dúvida ao fato de que *C6 é nitidamente mais móvel anteriormente do que C7*. Ao exame clínico, notamos uma forte anteriorização do processo espinhoso de C6 em relação ao de C7, ao ponto de se tornar, por vezes, difícil até mesmo de palpá-lo.

Isso revela um verdadeiro deslizamento anterior de C6 sobre C7, originando aquilo que chamamos habitualmente de bossa de bisão.

Figura 53

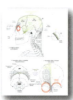

A PM recobre a totalidade do ápice do crânio desde o occipital até o frontal, estendendo-se mesmo além, até a face.

Os músculos occipitofrontais, com um ventre occipital e um ventre frontal unidos pela aponeurose epicrânica, prolongam a PM na massa cefálica. A PM recobre, então, o osso occipital, os ossos parietais e o osso na face anterior, exercendo grande influência sobre a fisiologia craniana (Figura 53a).

Os ventres occipitais nascem dos *dois terços laterais da linha nucal superior*, acima dos músculos semiespinais da cabeça (Figuras 53 a e b).

Algumas de suas fibras entrecruzam-se com as dos músculos trapézios descendentes de PL e esternocleidomastoideos de AL.

Seus feixes mais laterais (1) dirigem-se para a cartilagem da orelha.

Eles alcançam a parte posterior da aponeurose epicrânica, que os liga aos ventres frontais anteriormente, a ponto de certos autores os considerarem um único músculo digástrico.

A aponeurose epicrânica é uma vasta lâmina aponeurótica que recobre a parte superior do crânio, de cujo periósteo é separada por tecido frouxo, desti-

Figura 52

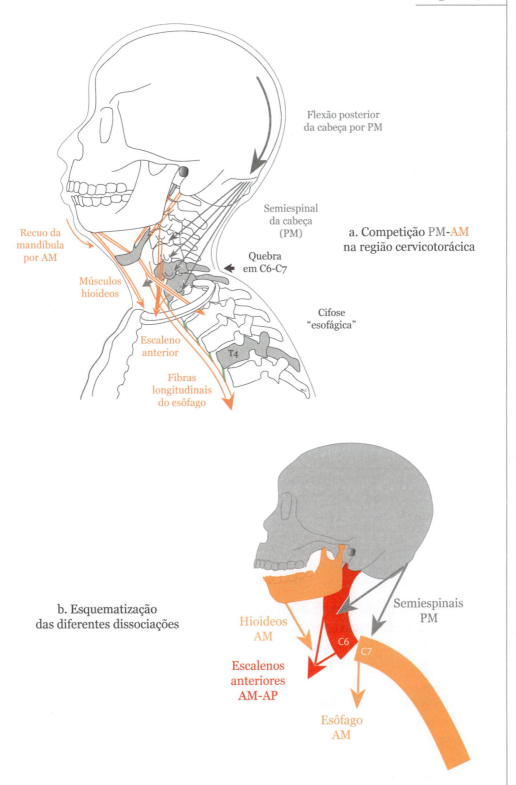

a. Competição PM-AM na região cervicotorácica

b. Esquematização das diferentes dissociações

Efeitos de uma competição entre PM e AM na região cervical

nado a *facilitar seu deslizamento* (2). Por outro lado, ela está fortemente aderida à pele, *da qual ela permanece solidária em seus deslocamentos*.

Ela apresenta *feixes longitudinais que se estendem no sentido anteroposterior*, mas igualmente transversais e oblíquos, que recobrem lateralmente a aponeurose do músculo temporal de PL. Notemos que esses feixes diminuem em espessura à medida que nos afastamos da linha mediana.

Na face posterior, ela se prolonga nos músculos occipitais e envia fibras que se fixam sobre a *protuberância occipital externa*, bem como sobre a parte mediana da *linha nucal superior*, entre os dois ventres occipitais.

Na face anterior, ela se prolonga nos músculos frontais, que se reagrupam no centro.

O músculo frontal prolonga a aponeurose epicrânica em direção à órbita e à região intersuperciliar (Figuras 53 a e c). Seus feixes terminais entrecruzam-se com os dos músculos orbicular do olho de PA, corrugador do supercílio e, mais medial, ao músculo prócero, ambos de PM (3).

Os músculos occipitais tensionam a aponeurose epicrânica e puxam-na posteriormente, a partir de um ponto fixo caudal sobre o crânio.

Por seus feixes oblíquos mais laterais, **eles grudam as orelhas e puxam-nas para trás**. Essa, aliás, é uma marca característica de indivíduos PM.

A partir de um ponto fixo caudal, **os músculos frontais podem puxar a aponeurose epicrânica para a frente, mas, se ela já estiver puxada para trás pelos músculos precedentes, eles elevarão a pele dos supercílios**.

Os músculos frontais são responsáveis pelo aparecimento de rugas transversais, que caracterizam a **mímica da atenção**. Isso se encaixa perfeitamente com certos traços do comportamento relacionado à PM, definido por Godelieve Denys-Struyf.

Figura 54

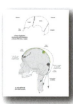

Uma PM excessiva pode modificar o posicionamento de certos ossos do crânio e até mesmo influenciar sua forma e a da massa cefálica.

A PM exerce forte influência sobre a fisiologia craniana e o movimento respiratório primário, evidenciado pela osteopatia.

Deveremos, então, detalhar a fisiologia de cada um dos ossos do crânio no que diz respeito a essa PM.

Com base no fato de que PM bascula a cabeça para trás, parece lógico pensar que ela possa fixar o occipital em flexão posterior e esse osso se encontre, portanto, mais saliente posteriormente. Contudo, uma das marcas cranianas mais reveladoras de uma atividade PM é o **apagamento da "cifose" occipital**.

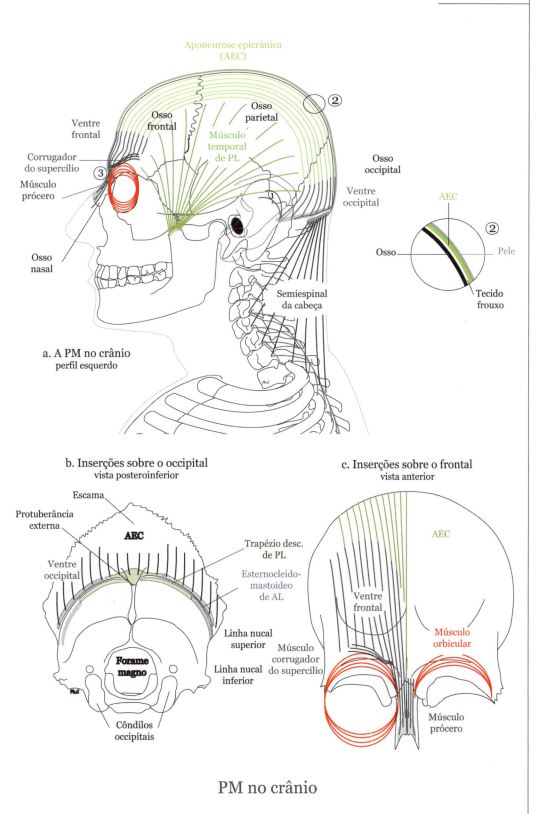

PM no crânio

Cadeias posteromedianas 115

A realidade é um pouco mais complexa e, mais uma vez, é preciso vislumbrar não uma ação muscular isolada, mas combinada de diversos músculos. Com efeito, os semiespinais da cabeça não são os únicos implicados e passam o bastão aos ventres occipitais dos músculos occipitofrontais, que transmitem a tensão à aponeurose epicrânica, que a conduz aos ventres frontais e, finalmente, aos próceros.

A contração permanente de todos esses músculos instala uma tração perpétua sobre a aponeurose, que aumenta sua pressão sobre a circunferência do crânio. O osso occipital, embora basculado para trás pelos semiespinais da cabeça, é, portanto, igualmente empurrado para a frente.

Essa impressão de crânio plano posteriormente é reforçada pela anteprojeção do crânio em relação à coluna cervical e pelo recuo da orelha, puxada para trás pelas expansões do músculo occipital. A região occipital alinha-se verticalmente sobre o pescoço.

O aumento da atividade tônica dos ventres frontais reforça ainda mais essa tração sobre a aponeurose epicrânica, favorecendo o abaixamento dos parietais e, por conseguinte, da abóbada craniana.

O osso frontal também é influenciado por essa pressão, a que ele está submetido sobretudo em sua parte mais alta, e bascula sobre si próprio, tornando salientes os arcos superciliares.

Essa tomada de poder de PM sobre a massa cefálica, sobretudo quando se instala na primeira infância, incide até mesmo sobre a forma do crânio: *a região occipital fica achatada, a dos parietais perde em altura e a região frontal é a única que pode se desenvolver para a frente.* Godelieve Denys-Struyf utilizou-se dessa configuração anatômica do crânio como critério de apreciação de um potencial inato de PM.

A tensão engendrada pelo excesso de tonicidade do músculo occipitofrontal entrava a mobilidade do couro cabeludo e, em certos casos, acelera a queda dos cabelos. Longe de mim limitar a etiologia da calvície a um simples problema mecânico, no entanto pode ser interessante levar em conta esse aspecto. Muitas vezes tive bons resultados em mulheres que se queixavam de uma queda anormal dos cabelos. Em todos os casos, a PM estava presente e o couro cabeludo havia perdido toda a mobilidade. De qualquer modo, um trabalho sobre os músculos occipitofrontais é útil para acalmar uma PM.

Detalharemos agora a ação da PM sobre a fisiologia de cada um dos ossos do crânio.

Figura 54

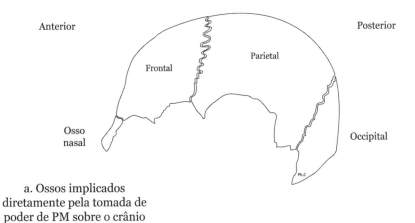

a. Ossos implicados diretamente pela tomada de poder de PM sobre o crânio

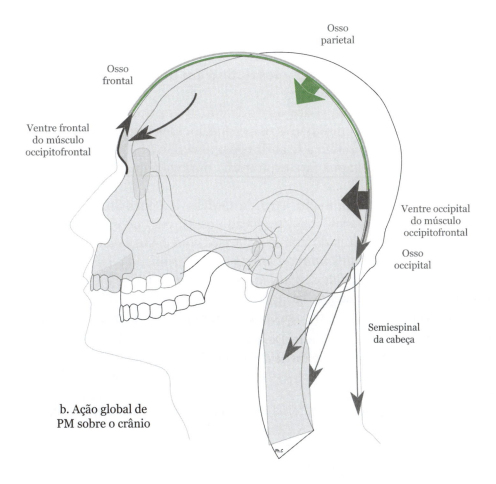

b. Ação global de PM sobre o crânio

Marcas de PM no crânio

Figura 55

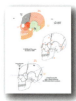 As suturas cranianas permitem aos ossos do crânio articular-se entre si. Isso permite que a caixa craniana se adapte às variações de pressão submetidas pelo líquido cefalorraquidiano.

A Figura 55a representa a intrincação dos ossos do crânio uns nos outros, naquilo que chamamos de suturas. Embora mais ou menos fortemente engrenadas, elas permitem certa elasticidade, que as torna comparáveis a verdadeiras juntas de dilatação, muito úteis para permitir que a caixa craniana se adapte às variações de pressão observadas no líquido cefalorraquidiano, contido no interior das membranas que separam o crânio do encéfalo, bem como no tubo neural que envolve a medula espinal.

A Figura 55b esquematiza a relativa mobilidade das diferentes peças ósseas naquilo que os osteopatas evidenciaram e qualificaram como movimento respiratório primário. Essa ritmicidade craniana é induzida por variações de pressão no líquido cefalorraquidiano, segundo uma frequência diferente dos demais ritmos respiratórios ou circulatórios. Esse ritmo lembra uma respiração, **e eles definiram um tempo inspiratório e outro expiratório**.

Os microdeslocamentos dos ossos do crânio que acompanham a fase inspiratória estão aqui representados em vermelho. Eles resultam do aumento de pressão, que obriga o crânio a se abrir como uma flor.

Os que acompanham a fase expiratória, durante a qual a pressão diminui, estão em azul.

Envio o leitor ao primeiro livro de Godelieve Denys-Struyf (*Les chaînes musculares et articulares*, 1979, tradução nossa), em que ela relaciona certas observações morfológicas do crânio e da face com a linguagem psicocorporal. *"O desenvolvimento mais marcado de um setor craniano e sua forma, relativamente aos setores vizinhos, poderia assinalar uma dominância na estrutura psicomotora correspondente"* (p. 37).

Buscarei sustentar as proposições da autora com base em dados puramente mecânicos.

A Figura 55c ilustra os setores cranianos definidos por G.D.S. e torna a precisar a influência que a PM poderia exercer sobre os respectivos desenvolvimentos.

A autora definiu três setores cranianos correspondentes às diferentes cadeias do eixo vertical AM, PA-AP e PM:
- A região occipital como setor revelador de uma dominância AM.
- A região parietal como setor de PA-AP.
- A região frontal, correspondente à PM, objeto do presente estudo.

A dominância de PM se marcaria, então, por um desenvolvimento preferencial do setor frontal em relação aos demais.

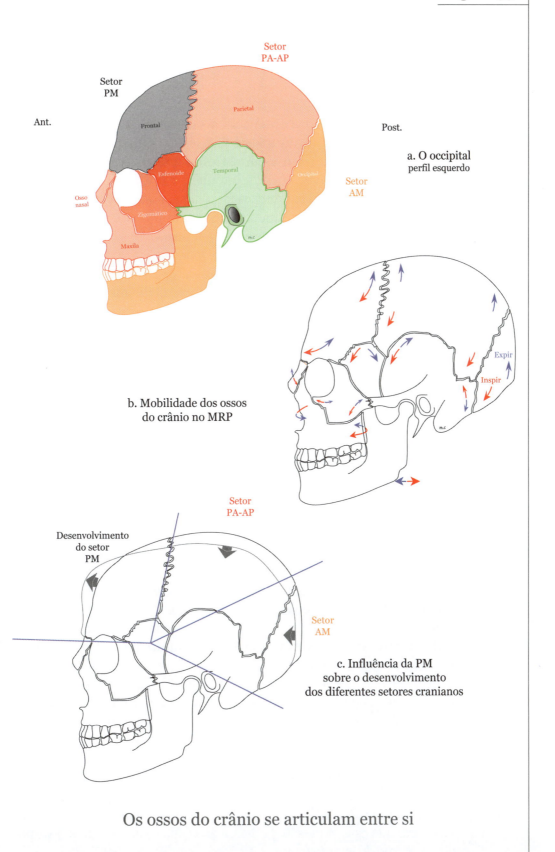

Figura 55

a. O occipital perfil esquerdo

b. Mobilidade dos ossos do crânio no MRP

c. Influência da PM sobre o desenvolvimento dos diferentes setores cranianos

Os ossos do crânio se articulam entre si

Dado que o crescimento ósseo é inversamente proporcional às pressões, não poderiam as forças PM frear o desenvolvimento dos setores AM e PA-AP, ainda mais se elas se instalarem muito precocemente? Apenas a região frontal, submetida a forças diferentes, poderia se desenvolver.

Figura 56

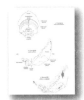

Embora corresponda ao setor AM no crânio, o occipital é o primeiro osso da massa cefálica a sofrer os assaltos de uma PM excessiva.

G.D.S. definiu a região occipital como o *setor revelador de uma AM, em termos de projeto*. Sua forma em cifose encaixa-se bem com AM, sinônimo de ancoragem, estabilidade. Lembremo-nos de que as massas são zonas resistentes, emolduradas pelas intermassas, dotadas para a adaptabilidade (Campignion, Figura 34, 2003, p. 80). Nessas massas, encontramos, respectivamente, a cifose do sacro, a cifose torácica em T8 e, finalmente, a cifose occipital.

A PM contribui, todavia, para a manutenção da horizontalidade das três massas:
- **Na região da massa pélvica**, ela pode, a partir de um bom ponto fixo caudal, manter a boa ancoragem do sacro entre os ilíacos e, de certo modo, fazer o ninho para AM, cuja residência é a pelve.
- **Na região da massa torácica**, embora deva provar-se humilde e respeitar o controle de AM, que aí instalou seu feudo, ela contribui para impedir a queda anterior da coluna e torácica e da caixa torácica para facilitar o trabalho de PA acima de T8.
- **Na região da massa cefálica**, ela deve compor com PA, contentando-se em sustentar a cabeça, para lhe deixar a liberdade de erigir a coluna cervicotorácica.

A tomada de poder de PM sobre as três massas conduz à instabilidade:
- **Na pelve**, ela desancora o sacro e instabiliza as articulações sacroilíacas, favorecendo o agravamento do esquema assimétrico.
- **No tórax**, ela faz que o apoio intervertebral passe de um modo tripodal a um modo bipodal, favorecendo a rotação e, mais uma vez, o agravamento do esquema assimétrico preexistente.
- **No crânio**, diversas consequências devem ser levadas em consideração: como precisado na figura precedente, a PM pode *apagar a cifose occipital*. Ela pode, ainda, *instabilizar a articulação temporomandibular*, sobretudo quando entra em competição com a AM (Figura 52), mas, no que concerne à fisiologia dos ossos do crânio, o problema é um pouco mais complexo. De fato, do ponto de vista teórico, veremos que a PM favorece a *abertura dos ossos do crânio, em uma posição de inspiração do MRP*. Godelieve Denys--Struyf falava de *explosão das massas* por PM. O problema se complica, na medida em que essa explosão da massa craniana se acompanha de uma *fixação dos ossos do crânio nessa posição de inspiração, proibindo-lhes o*

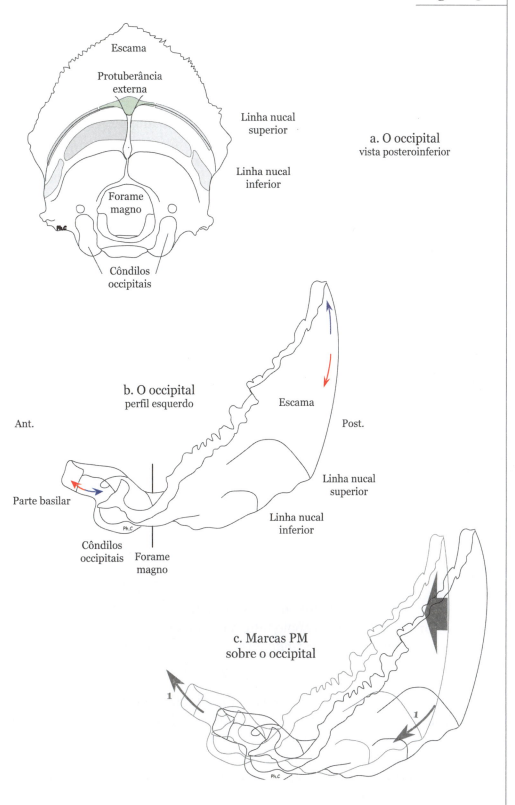

Figura 56

a. O occipital
vista posteroinferior

b. O occipital
perfil esquerdo

c. Marcas PM
sobre o occipital

Influência de uma PM excessiva sobre a liberdade do occipital

Cadeias posteromedianas 121

retorno à posição de expiração. Portanto, trata-se mais de um bloqueio dos ossos do crânio em inspiração do que de uma verdadeira instabilização, como ocorre na região sacroilíaca.

A Figura 56a representa o occipital em vista posterior, com sua forma característica, que lembra uma folha. Seus dois côndilos permitem a articulação da cabeça com a primeira vértebra cervical.

O forame magno dá passagem ao bulbo raquidiano, prolongando-se pela medula espinal.

As inserções musculares de PM estão novamente detalhadas, com os ventres occipitais do músculo occipitofrontal e a aponeurose epicrânica sobre *a linha curva superior* e os músculos longuíssimo e semiespinal da cabeça *entre as duas linhas nucais*.

A Figura 56b representa esse osso de perfil. Ele se articula com os parietais e os temporais (Figura 55). Ele se estende anteriormente, bem além do forame magno, pela parte basilar, que se une ao esfenoide, na altura da sincondrose esfenoccipital, de que falaremos mais adiante.

Estão aí mencionados os deslocamentos que ele efetua nos dois tempos do movimento respiratório primário, tal como definidos pela osteopatia. O deslocamento do occipital no tempo inspiratório é representado em vermelho, como na figura anterior, e o que corresponde ao tempo expiratório, em azul.

Esses movimentos só são possíveis na ausência de quaisquer imposições musculares excessivas.

A Figura 56c resume as marcas PM sobre o occipital: ele se vê, efetivamente, levado a uma posição correspondente à induzida na fase inspiratória do movimento respiratório primário. A escuta desse osso revela, então, seu bloqueio em posição de inspiração (1) e sua impossibilidade de retornar à posição de expiração.

Figura 57

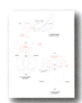

A parte anterior da parte basilar do occipital une-se à face posterior do esfenoide, formando a chamada sincondrose esfenoccipital (SEO).

Não se trata aqui de uma articulação ou sutura, mas de uma sincondrose ou sínfise, que se caracteriza por *uma junção fibrocartilaginosa, que, aliás, se solda completamente entre 20 e 25 anos, preservando, contudo, certa elasticidade*.

A observação de uma grande quantidade de crânios que nos foram colocados à disposição por antropólogos mostrou ser impossível separá-los, a não ser que se serre ou quebre essa junção.

A inspeção da face externa da sincondrose esfenoccipital revela a presença de um sulco transversal (1), que poderia sugerir uma real separação entre os dois ossos implicados. Esse sulco não se encontra na face interna, onde, ao contrário,

Figura 57

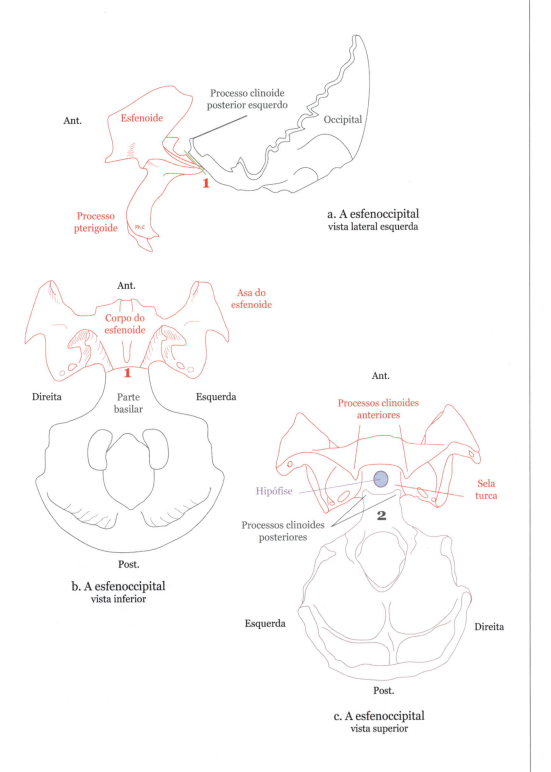

a. A esfenoccipital
vista lateral esquerda

b. A esfenoccipital
vista inferior

c. A esfenoccipital
vista superior

A sincondrose esfenoccipital

temos a nítida impressão de que *o occipital se prolonga por cima do corpo do esfenoide (2) até os processos clinoides posteriores*. Isso explica a forma como representei essa junção entre o occipital e o esfenoide na Figura 57a.

Minha ideia não é questionar todas as teorias relativas aos possíveis deslocamentos na esfenoccipital. Creio que, mesmo segundo os preceitos normalmente aceitos, não a consideraria menos elástica. Partindo do princípio de que *o osso é muito mais elástico do que se imagina*, penso que *tensões permanentemente aplicadas sobre a região podem conduzir às deformações reveladas pelos testes de escuta praticados na osteopatia*.

No que diz respeito aos deslocamentos laterais de um osso em relação ao outro, coloco-me, de minha parte, em uma posição bem mais reservada. Penso que estes são possíveis somente antes da ossificação dessa sincondrose e parecem-me pouco críveis em uma idade mais avançada.

Os processos clinoides, visíveis na Figura 57c, delimitam um espaço oco, a sela turca, dentro do qual vem se instalar a hipófise, suspensa ao cérebro pela haste hipofisária.

Poderemos detalhar a implicação de uma PM em certas deformações da sincondrose esfenoccipital.

Figura 58

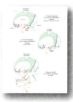

A competição entre uma PM e uma AM parece ser um terreno predisponente à instalação de um constrangimento em flexão da sincondrose esfenoccipital.

Retomo aqui os elementos da Figura 59 do fascículo consagrado às cadeias anteromedianas, em que o problema da sincondrose esfenoccipital já foi abordado.

As Figuras 58 a e b recordam os deslocamentos dos ossos da base do crânio nos dois tempos do movimento respiratório primário.
- **durante a fase de inspiração (a)**, em que o crânio, submetido ao aumento da pressão no LCR, é obrigado a se abrir em cima, como faria uma flor no momento de sua eclosão.

A foice do cérebro está representada: trata-se de uma lâmina aponeurótica que se desdobra sagitalmente entre os dois hemisférios cerebrais e se une, atrás, à tenda do cerebelo, que recobre o cerebelo.

Ela se insere, atrás, sobre o occipital e a tenda do cerebelo, que também se insere no occipital. Tais inserções deixam, aliás, traços visíveis, sob a forma de uma crista em cruz.

A foice do cérebro adere igualmente à *sutura sagital (entre os parietais) e à face posterior do frontal*, que ela marca com uma saliência vertical. Ela termina, enfim, sobre o processo mediano anterior do etmoide, denominado **crista etmoidal**. Essa protuberância lembra a empunhadura de uma sela, cuja

Figura 58

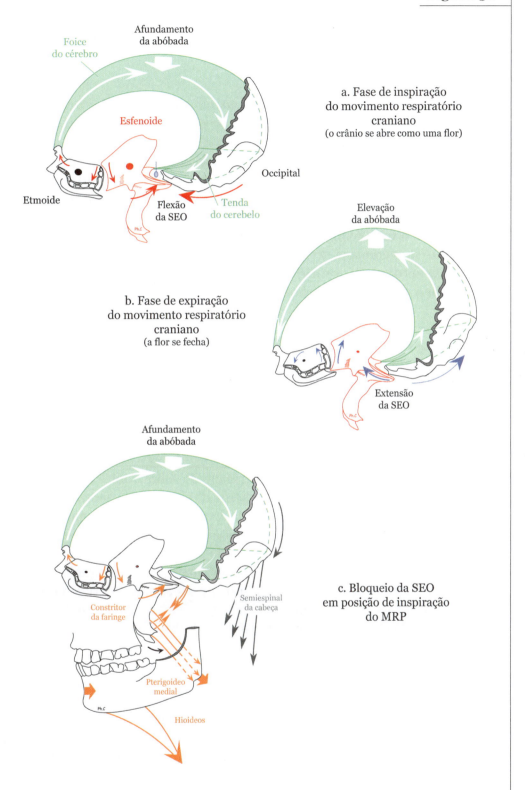

a. Fase de inspiração do movimento respiratório craniano
(o crânio se abre como uma flor)

b. Fase de expiração do movimento respiratório craniano
(a flor se fecha)

c. Bloqueio da SEO em posição de inspiração do MRP

A competição entre AM e PM favorece o constrangimento em flexão da SEO

Cadeias posteromedianas

forma o etmoide adota. Esta última insinua-se em uma chanfradura do frontal, justamente chamada de *incisura etmoidal* (Figura 63), e alinha-se posteriormente sobre a crista de inserção da foice sobre esse osso.

A tenda do cerebelo *fixa-se sobre os processos clinoides anteriores e posteriores, onde cruzam suas fibras.*

As tensões sobre a foice do cérebro aumentam durante a fase inspiratória, certamente sob efeito da tração engendrada pela flexão da SEO, na altura de suas diferentes inserções.

Os parietais, o frontal e o etmoide estão, portanto, diretamente implicados e são levados nesse movimento. Isso se traduz por um **afundamento do ápice da abóboda craniana, enquanto a SEO se fecha em flexão e o etmoide bascula posteriormente**.

- **durante a fase expiratória (b)**, que corresponde a uma diminuição da pressão intracraniana no LCR, **o crânio se fecha em cima, enquanto a SEO retorna no sentido da extensão. A tensão sobre a foice do cérebro diminui e a abóbada craniana novamente se eleva.**

A Figura 58 c retoma os dados já evocados sobre uma competição entre AM e PM.

Reencontramos o semiespinal da cabeça, ao qual poderíamos acrescentar o longuíssimo, pois são ambos de PM e *basculam o occipital em flexão posterior.*

As tensões AM veiculadas pelo esôfago e pela faringe, de um lado, e os músculos hioideos e pterigoideos mediais, do outro, provocam **um constrangimento em flexão da SEO, entravando a expressão do movimento respiratório primário**.

A tensão que se exerce de forma permanente sobre a foice do cérebro e a tenda do cerebelo pode conduzir a uma perda de elasticidade dessas estruturas.

Podemos pensar que a tração da tenda do cerebelo sobre suas inserções em torno da sela turca pode *interferir na fisiologia da hipófise*. Não me estenderei sobre esse assunto, amplamente desenvolvido pela osteopatia.

De fato, as coisas se passam da mesma maneira tanto no crânio como no corpo. Basicamente, há apoios AM e PM que permitem a PA erigir a coluna e fazer subir o crânio. Se AM e PM exageram, o edifício craniano é modificado e a tensão crescente não permite que PA trabalhe.

Figura 59

A massa cefálica não escapa à assimetria, mesmo que o esquema seja bem mais variável. Isso é ilustrado pela deformação em torção da sincondrose esfenoccipital.

Precisaremos nos aproximar daquilo que já foi notificado quanto à assimetria na região do crânio nos fascículos precedentes, particularmente os consagrados às cadeias relacionais AL e PL.

Figura 59

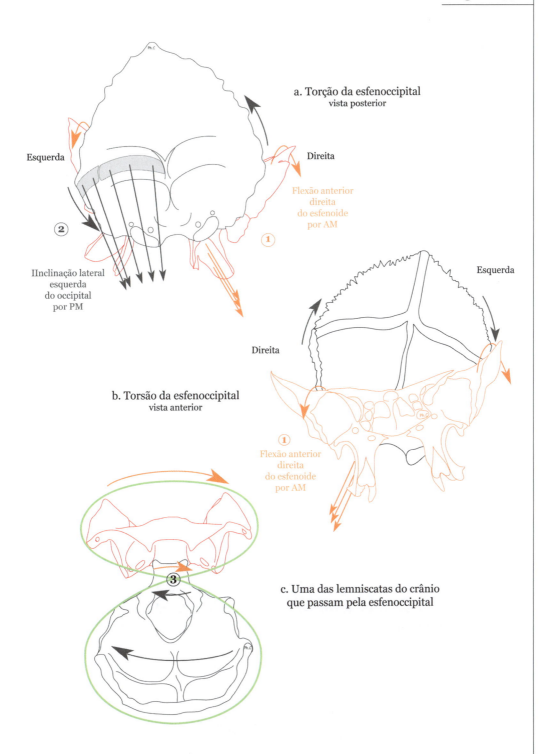

a. Torção da esfenoccipital
vista posterior

Esquerda

Direita

Flexão anterior direita do esfenoide por AM

Inclinação lateral esquerda do occipital por PM

b. Torsão da esfenoccipital
vista anterior

Direita

Esquerda

Flexão anterior direita do esfenoide por AM

c. Uma das lemniscatas do crânio que passam pela esfenoccipital

O constrangimento em torção da esfenoccipital pode ser o resultado de tensões assimétricas em PM e AM

Retomo aqui os elementos da Figura 59 do volume dedicado à AM, em que o problema da torção da SEO já foi abordado.

Raros são os crânios perfeitamente simétricos, as diferenças entre um lado e outro são flagrantes. Tal assimetria é fisiológica e não causa problema nenhum, até certo grau. O mesmo vale para a torção da SEO, por vezes importante.

Escolhi reproduzir o esquema assimétrico mais clássico, em que AM é mais ativa à direita e PM, à esquerda.

A AM direita pode instalar um constrangimento em flexão anterior direita do esfenoide (1), enquanto a PM esquerda fixa o occipital em inclinação esquerda (2).

O resultado é uma **torção longitudinal da base do crânio e da SEO**.

Acrescentei à Figura 59c **uma das lemniscatas do crânio** que não deixamos de testar, em nossa prática, para apreciar os bloqueios em torção. **A torção é máxima na altura da SEO (3).**

Figura 60

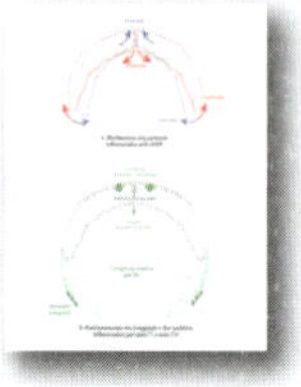

Os parietais, recobertos pela aponeurose epicrânica e que recebem a tensão veiculada pela foice do cérebro, afundam como as duas abas de um telhado.

Os parietais articulam-se com o occipital posteriormente; os temporais e a asa maior do esfenoide, lateralmente; e o frontal, anteriormente. **Eles se submetem, também, ao movimento respiratório primário, como ilustra a Figura 60a**. Utilizo as mesmas cores das figuras precedentes para evitar qualquer confusão.

Eles se horizontalizam, enquanto a abóbada afunda ligeiramente na fase de inspiração. Os osteopatas classificam esse movimento como rotação externa.

Eles se verticalizam, enquanto a abóbada se eleva novamente, durante a fase de expiração. Os osteopatas falam de uma rotação interna.

A Figura 60b reproduz uma associação PL-PM sobre os temporais e os parietais: os temporais sustentam os parietais, um pouco como as paredes de uma casa sustentam o telhado.

Lembremo-nos de que a PL pode abrir os temporais e, com isso, facilitar o afundamento dos parietais.

- Os temporais abrem-se sob ação dos músculos temporais de PL. Essa posição corresponde àquela em que são posicionados no tempo inspiratório do MRP, mas, nesse caso, de forma exagerada.
- Os parietais se horizontalizam e a abóbada se afunda sob a ação de PM. Essa posição corresponde também ao tempo inspiratório do MRP e está, nesse caso, igualmente ampliada.

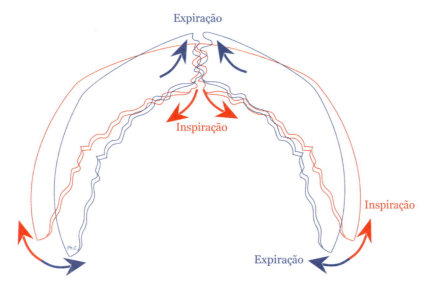

b. Movimentos dos parietais influenciados pelo MRP

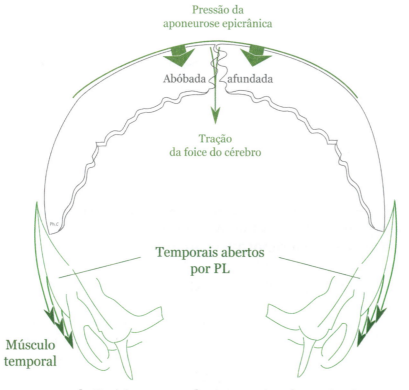

b. Posicionamento dos temporais e dos parietais influenciados por uma **PL** e uma PM

A posição dos parietais é condicionada por PM

Figura 61

A assimetria concerne igualmente os parietais, ainda mais porque os temporais, que os sustentam, são influenciados pelas cadeias AL e PL, fortemente assimétricas.

Encontramos, no crânio, uma assimetria comparável, em todos os aspectos, à distorção sacroilíaca na massa pélvica, que tantas vezes tivemos a oportunidade de detalhar. Na pelve, ela envolve, sobretudo, os ilíacos, sendo um mantido em AL e o outro, em PL. No crânio, os vetores são os temporais.

As Figuras 61 a e b ilustram os constrangimentos miofasciais que observamos no esquema assimétrico mais clássico, que associa uma AL direita a uma PL esquerda, embora no crânio, pelo jogo de ação-reação, tudo seja possível.

É flagrante a similaridade entre os ossos ilíacos, de um lado, e os temporais prolongados pela mandíbula, de outro. Lembremo-nos de que eles pertencem, tanto uns quanto outros, ao eixo relacional e são, portanto, influenciados pelas cadeias AL e PL. A única diferença reside no fato de que **a ação dessas cadeias relacionais é inversa no crânio em relação à pelve**. Com efeito, *se AL anteverte e abre o osso ilíaco, ela retroverte e fecha o osso temporal. Da mesma maneira, se PL retroverte e fecha o osso ilíaco, ela anteverte e abre o temporal.*

A Figura 61c ilustra as repercussões de uma distorção dos temporais por uma AL direita e uma PL esquerda sobre os parietais:

- O temporal direito é mantido em retroversão e fechado por AL, o que influencia a posição do parietal direito. Este último é mantido em posição vertical, o que os osteopatas classificam como rotação medial. Tal posição favorece a elevação da abóbada, correspondendo a um esquema mais próximo de PA, que se expressa justamente nesse nível. Por essa razão, muito embora ela não se expresse diretamente aí, representei o parietal direito em vermelho, cor de PA.
- O temporal esquerdo é antevertido e aberto por PL. Isso favorece o afundamento do parietal, que se horizontaliza (rotação lateral, para os osteopatas), ainda mais porque a PM, pela tração que exerce sobre a aponeurose epicrânica, confirma tal afundamento.

A palpação na região da sutura entre os parietais revela o espaço, por vezes importante, entre eles.

Godelieve Denys-Struyf concebeu um aparelho de medida para apreciar a circunferência do crânio. Esse "craniômetro" foi inicialmente previsto para reproduzir, no papel, uma única circunferência, passando pela linha sagital mediana do crânio e, portanto, na altura da sutura sagital.

Consciente da assimetria entre os dois hemicrânios, ela orientou a fabricação de um segundo aparelho, que permitia apreciar duas circunferências, de um lado e do outro dessa linha mediana.

Apesar de muito parecidos um com o outro, esses contornos quase sempre revelam uma assimetria perceptível ou mesmo, muitas vezes, bastante significativa.

Figura 61

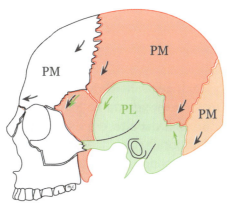

a. Constrangimentos miofasciais impostos do lado esquerdo

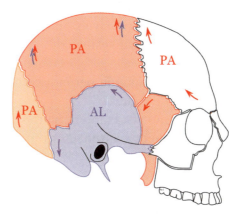

b. Constrangimentos miofasciais impostos do lado direito

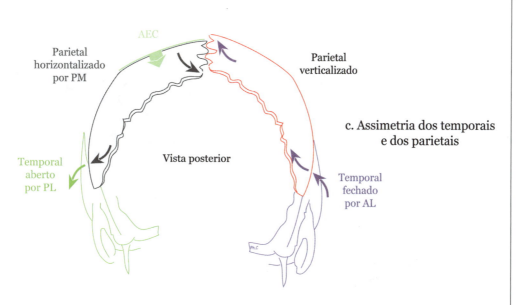

c. Assimetria dos temporais e dos parietais

Assimetria dos parietais resultante de uma distorção temporal

Cadeias posteromedianas 131

Figura 62

Na região craniana, as torções se inscrevem segundo quatro lemniscatas.

- Encontramos a primeira lemniscata sagital, que materializa a torção possível na SEO. Envio o leitor ao parágrafo correspondente na Figura 59.
- **As duas lemniscatas sagitais, situadas à direita e à esquerda**, simbolizam os "movimentos" possíveis dos temporais (2 e 2'). A da direita recebe a cor azul e a da esquerda, verde, para corresponder ao esquema de uma AL direita e uma PL esquerda, tomado como exemplo no parágrafo em questão.
- Uma lemniscata transversa (3) liga os dois temporais e materializa os deslocamentos possíveis entre eles, associados aos decorrentes movimentos assimétricos do esfenoide.

Isso corresponde perfeitamente à distorção transversal do crânio de que acabamos de falar.

Essas são pistas interessantes para abordar o exame e um posterior tratamento de um crânio sem entrar demais na complexidade.

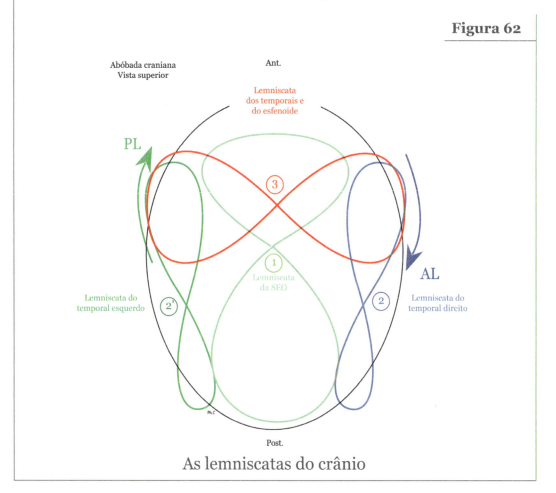

Figura 62

As lemniscatas do crânio

Figura 63

O osso frontal, que é o setor craniano revelador de uma dominância psicomotora PM, é também influenciado pelo movimento respiratório primário.

Foi precisado que, segundo G.D.S., a região frontal é o setor revelador de uma dominância das estruturas psicomotoras PM. Reenvio o leitor à primeira obra de Godelieve Denys-Struyf, em que esses dados são desenvolvidos.

Vamo-nos concentrar na influência de uma PM excessiva sobre a posição do osso frontal e na expressão do movimento respiratório primário.

A Figura 63 representa diversas facetas do osso frontal, bem como os movimentos induzidos pelo MRP. As cores utilizadas permanecem as mesmas: vermelho para a inspiração e azul para a expiração.
- Na inspiração, ele bascula em torno de um eixo transverso; seu ápice se abaixa, enquanto a região orbital avança.
- Na expiração, seu ápice se eleva novamente, enquanto a região orbital recua.

Nos deslocamentos que acabo de precisar, ele se articula com seu vizinho esfenoide, como as rodas denteadas de uma engrenagem (1). Segundo os osteopatas, ele se comportaria, em seus deslocamentos, como um osso duplo. De fato, além de seus deslocamentos no plano sagital, eles descrevem *movimentos de rotação dos dois hemifrontais no plano frontal (2)*.

Esse osso é duplo na criança em vias de ossificação, apresentando uma sutura vertical e mediana. Ela se solda, quase sempre, em torno da idade de 2 ou 3 anos. Entretanto, não raro ela persiste em certos indivíduos, parecendo confirmar essa visão. Nos crânios emprestados pelos antropólogos, pude, pessoalmente, observar a presença dessa **sutura frontal**, por vezes completa e, mais frequentemente, incompleta, limitando-se à parte inferior desse osso.

Figura 64

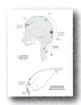

O osso frontal pode ver sua posição modificada pelas imposições de uma PM excessiva.

A Figura 64a retoma a visão global das marcas que a PM pode imprimir no crânio como um todo o que nós apresentamos na Figura 54. A tração dos músculos semiespinais e longuíssimo da cabeça se propaga para os ventres occipitais dos músculos occipitofrontais, que tensionam a aponeurose epicrânica. Isso tem, como efeito, a propulsão do crânio para a frente em relação à coluna cervical e, no detalhe, o afundamento dos parietais (Figura 60b).

Figura 63

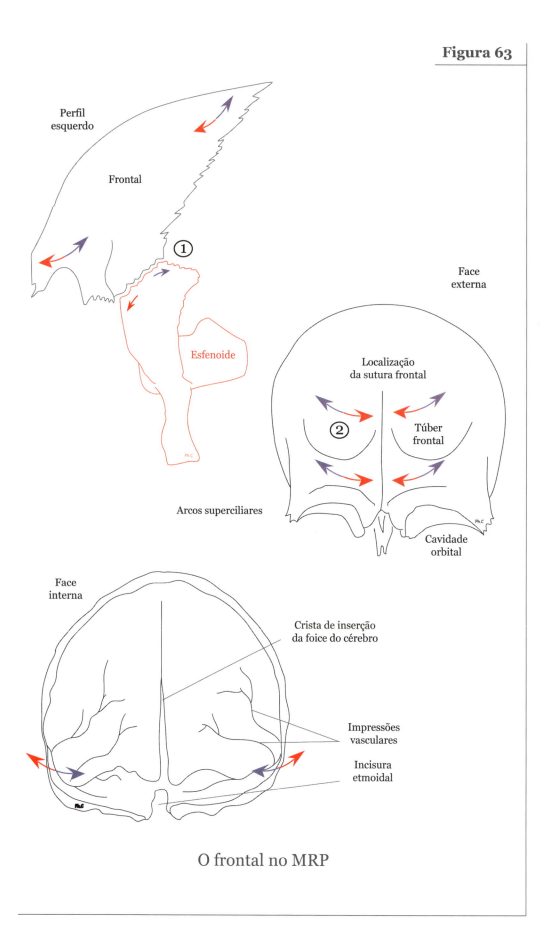

O frontal no MRP

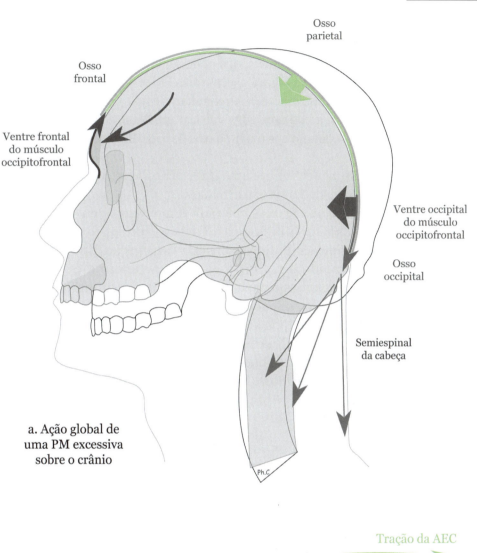

a. Ação global de uma PM excessiva sobre o crânio

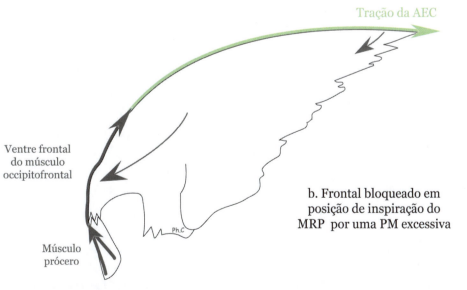

b. Frontal bloqueado em posição de inspiração do MRP por uma PM excessiva

Marcas de uma PM excessiva sobre o osso frontal

A aponeurose epicrânica une-se, anteriormente, aos ventres frontais dos músculos occipitofrontais, que passam o bastão aos músculos próceros. Estes, que se comportam como *verdadeiros ligamentos ativos da articulação entre o osso frontal e os ossos nasais*, impactam os nasais sob o frontal. Esse tipo de bloqueio é uma marca típica de uma PM excessiva, que pode ser encontrada unilateralmente.

Como pudemos precisar na Figura 53c, as duas PM, esquerda e direita, unem-se sobre a linha mediana, entre os arcos superciliares e no nariz. A tensão nas duas cadeias favorece a instalação de uma ruga vertical mediana, o que traz mais água ao moinho da osteopatia quanto aos movimentos de rotação dos dois hemifrontais.

A Figura 64b ilustra os efeitos de uma imposição PM excessiva sobre o osso frontal e os nasais, com os quais ele se articula.

É nessa altura que a aponeurose epicrânica, que veicula no sentido posteroanterior a tensão dos ventres occipitais do músculo occipitofrontal, encontra o ventre frontal desse músculo. Em resposta a essa tração, este último pode deixar-se levar pela tração ou resistir a ela. Retornaremos a esse assunto a seguir, quando desenvolvermos o papel desempenhado pelos músculos de PM na mímica. Por enquanto, porém, deixaremos que ele siga o movimento.

A pressão exercida pela aponeurose epicrânica favorece *o abaixamento para trás do ápice desse osso*. No caso em que o osso frontal se deixa levar, *a região do arco superciliar ficará saliente na frente*.

Não é raro encontrar esse tipo de bloqueio no crânio, nas competições entre uma AM dominante no tronco e uma PM que se recupera nas extremidades, entre as quais o frontal.

Figura 65

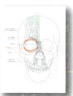

A PM pode invadir a face por intermédio dos feixes frontais do músculo occipitofrontal, os corrugadores do supercílio, prócero, nasal e depressor do septo nasal.

O músculo occipitofrontal, com seus dois feixes occipital e frontal, ligados pela aponeurose occipitofrontal, constitui um músculo digástrico.

Sua contração isolada puxa a aponeurose epicrânica e o couro cabeludo para baixo e para a frente. Eles contribuem, então, para a expressão de atenção. Se o ventre occipital, considerado tensor da aponeurose epicrânica, estiver ativo, ele obriga o ventre frontal a tomar um ponto fixo cranial. Este último eleva a pele dos supercílios, bem como a pálpebra superior, e, nesse caso, contribui mais para a expressão de espanto.

Em ambos os casos, está implicado no aparecimento de rugas transversais na região frontal.

O músculo corrugador do supercílio *insere-se sobre a parte mediana do arco superciliar* e, então, se dirige cranial e lateralmente ao longo do arco, onde entrecruza suas fibras com as do orbicular e do frontal.

Figura 65

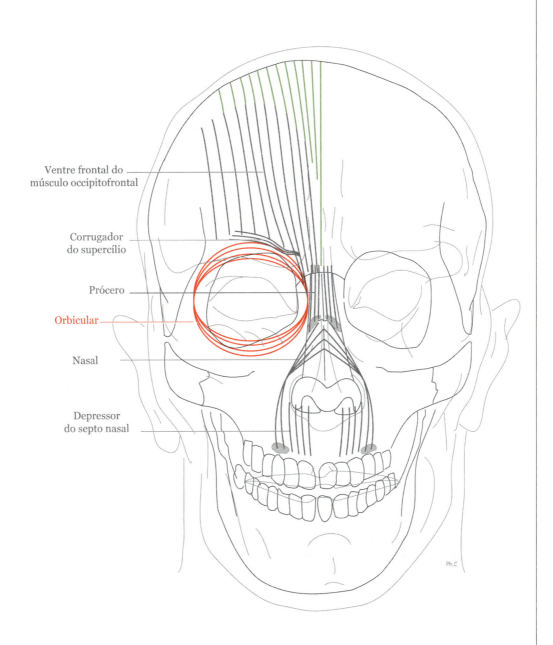

PM na face

Ele termina na face profunda da pele do supercílio, que ele leva caudal e medialmente.

Ele também está implicado na mímica da atenção e favorece a instalação de rugas verticais entre os supercílios.

O músculo prócero se beneficia de uma inserção sobre a cartilagem do osso nasal, que lhe dá ponto fixo caudal para puxar a pele da raiz dos supercílios para baixo. Ele é responsável pelo aparecimento de rugas transversais nessa região, que vêm completar aquelas instaladas cranialmente pelo músculo frontal.

No entanto, uma forte tensão deste último pode obrigar o prócero a mudar de ponto fixo, impactando, então, os ossos nasais sob o frontal.

Esse tipo de bloqueio é frequentemente acompanhado de uma sensação de "nariz entupido", ou de uma única narina, e pode até mesmo fazer pensar em sinusites frontais.

A liberação do osso frontal e a desimpactação dos nasais melhoram rapidamente o quadro clínico. É, contudo, indispensável situar essa intervenção em um trabalho mais global, levando em consideração a PM como um todo, assim como o possível jogo de ação-reação entre cadeias antagonistas.

O nasal recobre a porção cartilaginosa do nariz.

Ele se insere sobre o dorso do nariz por uma aponeurose que se mistura com a de seu homólogo contralateral.

Suas fibras musculares se dirigem caudal, posterior e lateralmente para *o sulco da asa do nariz, sobre cuja pele ele se prende e são enviadas. Ele envia fibras ao músculo seguinte.*

A contração de suas fibras mais anteriores puxa a pele para o dorso do nariz, aprofundando as rugas verticais.

Suas fibras mais posteriores são solidárias ao depressor do septo nasal. Com ele, *elas achatam a asa do nariz e prendem as narinas, tomando um ponto fixo caudal.*

O músculo depressor do septo nasal estende-se da maxila ao bordo posterior da cartilagem da asa do nariz. Suas fibras mais laterais prolongam-se nos feixes posteriores do nasal.

Ele participa, com o precedente, *do estreitamento do orifício da narina* e deprime a asa do nariz.

Esses dois músculos são antagonistas do levantador da asa do nariz, de PA, mas o são também dos músculos precedentes, cuja tração, no excesso, se exerce cranialmente.

Figura 66

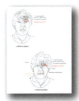

Os músculos de PM na face contribuem para a expressão de atenção ou espanto.

A Figura 66a ilustra a mímica que expressa, na face, o espanto.

A pele da fronte é puxada cranialmente, marcando-se de rugas horizontais.

O ventre frontal do músculo occipitofrontal está evidentemente incriminado e, nesse caso, trabalha a partir de um ponto fixo cranial. Ele solicita o músculo orbicular do olho, assim como o corrugador do supercílio, na mesma dinâmica.

A Figura 66b ilustra a mímica da atenção. A pele da fronte está, aqui, *puxada caudalmente* pelo ventre frontal do músculo occipitofrontal, trabalhando a partir de um ponto fixo caudal.

Os músculos corrugadores dos supercílios, a partir de sua inserção sobre a parte mediana do arco superciliar, *pregueiam transversalmente a fronte*, fazendo aparecer rugas verticais entre os supercílios. Tais rugas são muito representativas de um modo de funcionamento PM.

Os próceros acentuam *o abaixamento da região intersuperciliar*.

As fibras anteriores dos músculos nasais *pregueiam o dorso do nariz*, enquanto as fibras mais posteriores se associam ao depressor do septo nasal para *abaixar as asas*.

Figura 67

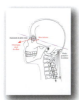

A posição imposta à cabeça por PM obriga os músculos oculomotores a corrigir a orientação do olhar.

A PM compromete a horizontalidade da massa cefálica e obriga os músculos oculomotores a restabelecer a boa orientação do olhar para satisfazer os mecanismos oculomotores. Estando a cabeça em báscula posterior, é necessário abaixar o olhar. São os músculos retos inferiores e oblíquos superiores que assumem essa função, dado que efetuam uma *flexão anterior do globo ocular*.

Estou convencido de que uma tensão permanente dos músculos oculomotores pode influenciar a forma do globo ocular e, por isso mesmo, modificar a distância entre a córnea e a retina, levando a distúrbios oculares. Temos, aí, assunto para reflexão.

Figura 66

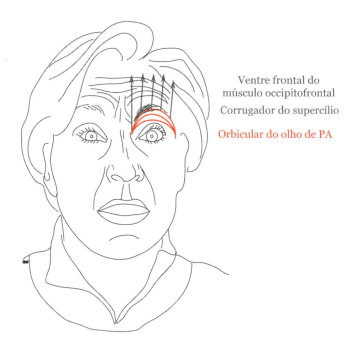

a. Mímica do espanto

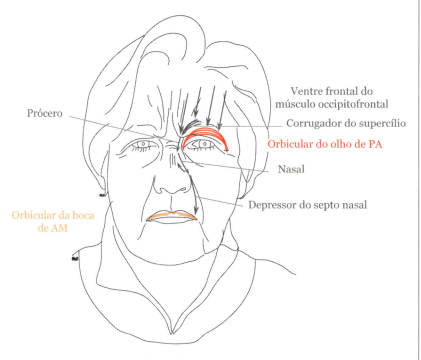

b. Mímica da atenção

Mímicas relacionadas à PM

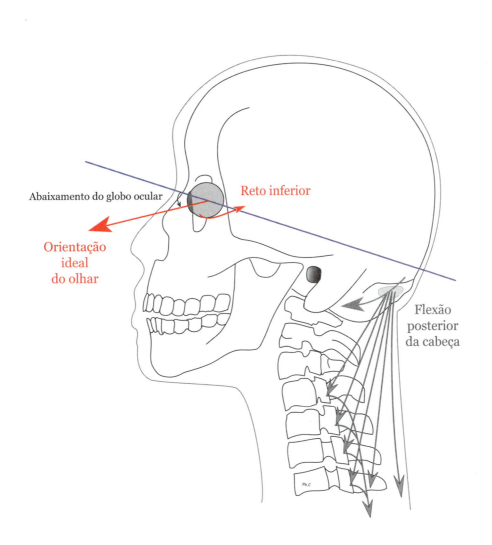

Correção da orientação do olhar sobre uma báscula posterior da cabeça por PM
Segundo C. Libersa

As cadeias posteromedianas no membro superior

As cadeias PM, cadeias do eixo vertical ou da personalidade, concernem principalmente o tronco e os membros inferiores. Entretanto, elas estão presentes nos membros superiores, onde contribuem para a recuperação do forte desequilíbrio anterior do corpo.

Da mesma forma que com AM, a noção de ponto fixo é dificilmente aplicável ao membro superior, em que a maioria dos movimentos se efetua em cadeia cinética aberta e onde a regra é a alternância de ponto fixo.

O problema é mais simples para a cadeia anterolateral, que recebe um ponto fixo caudal da cadeia PL, cujos músculos tomam ponto fixo cranial e que desce até a mão.

Em nossas "accordages", favorecemos um ponto fixo caudal para PM, o que pode parecer surpreendente para os pronadores e flexores dos dedos, tão implicadas na preensão, que necessita de um ponto fixo cranial. Podemos admitir essa proposição se considerarmos que *PM possa receber um ponto fixo caudal dos extensores dos dedos de AP, sua antagonista*. Inclusive, é quase sempre útil harmonizar os pronadores em relação a esses extensores dos dedos. Os primeiros são mantidos para baixo em relação aos segundos, que levamos para cima a cada inspiração.

Apesar disso, vamo-nos contentar em descrever os diferentes músculos dessa PM do membro superior em uma cronologia correspondente ao processo de recuperação do desequilíbrio.

Figura 68

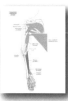

Embora sua ação seja preponderante no eixo vertical, a PM se prolonga no membro superior.

Os feixes inferiores do músculo trapézio e a parte vertebral do músculo latíssimo do dorso desempenham, de certo modo, *o papel de ligação entre a PM do tronco e a do membro superior.*

Os feixes posteriores do músculo deltoide, o músculo infraespinal e o redondo menor levam o úmero em rotação lateral, posicionando-o na sequência da escápula, aproximada do eixo vertebral pelo trapézio ascendente e pela parte vertebral do latíssimo do dorso.

A cabeça longa do tríceps braquial, que recebe uma expansão do latíssimo do dorso, prolonga a PM até o olécrano.

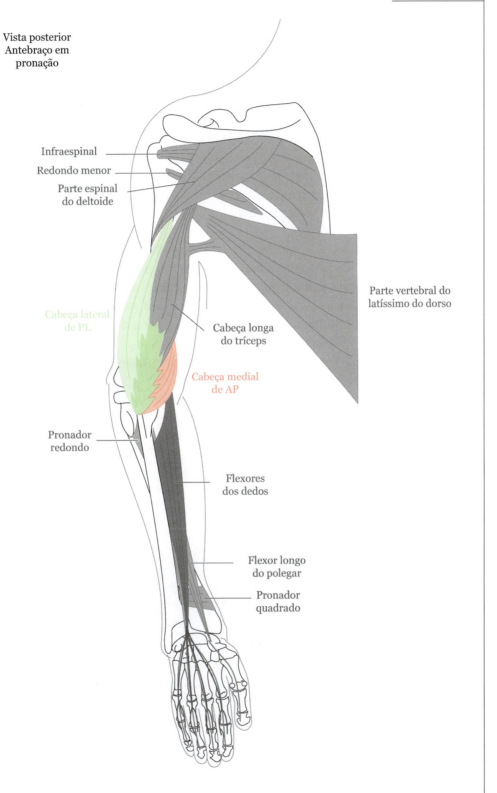

Figura 68

A PM no membro superior
Segundo G.D.S.

Cadeias posteromedianas

O pronador redondo pega o bastão e se associa ao pronador quadrado para levar o braço em pronação.

Os músculos flexor profundo dos dedos, flexor superficial dos dedos e flexor longo do polegar completam essa PM na altura dos dedos, que eles flexionam.

Figura 69

Os músculos deltoide posterior, infraespinal e redondo menor são rotadores laterais do úmero.

A Figura 69a ilustra a parte espinal do deltoide:
Ela se insere *sobre a margem inferior da espinha da escápula* por uma lâmina tendínea que recebe fibras do infraespinal. Ela se dirige caudal, lateral e anteriormente para se fixar, com as demais partes, *na parte mediana da face lateral do úmero*. Essa inserção terminal tem a forma de V.

A parte espinal do deltoide é *mais rotadora lateral do que abdutora do úmero*.
Em caso de forte retração, uma depressão aparece na direção de suas fibras.

A Figura 69b situa os músculos infraespinal e redondo menor:

O infraespinal se insere na fossa infraespinal, sobre *a lâmina de inserção tendínea da parte espinal do deltoide e a divisão fibrosa que o separa dos músculos redondo menor e redondo maior*. Ele se fixa lateralmente sobre *a face posterossuperior do tubérculo maior do úmero*.
Ele mantém estreitas relações com a cápsula articular do ombro.
Ele é *rotador lateral do úmero*.

O redondo menor nasce *da metade superior da margem lateral da face posterior da escápula, da divisão fibrosa* que o separa do precedente e do redondo maior da AL e da parte inferior *da fáscia infraespinal*.
Ele encontra, lateralmente, *a face posterossuperior do tubérculo maior do úmero*, sob o precedente.
Ele é igualmente *rotador lateral do úmero*.

Esses dois músculos participam da coaptação da articulação do ombro, enquanto sua tensão permanecer em equilíbrio com a dos rotadores mediais da AL (redondo maior e subescapular).

Figura 69

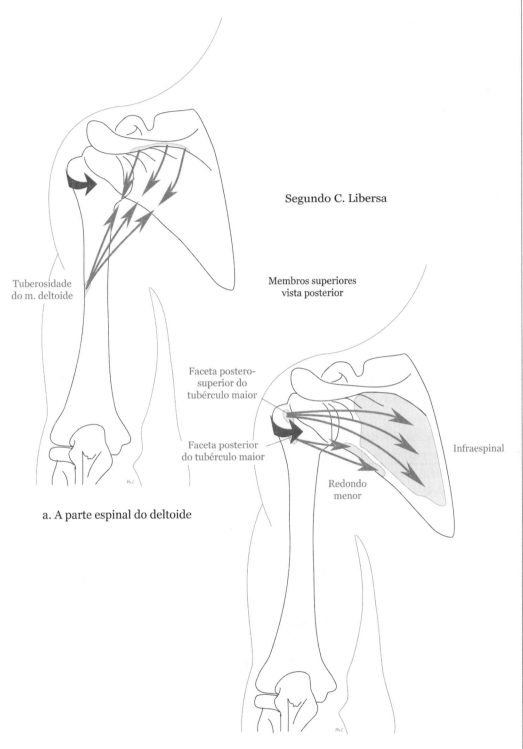

Segundo C. Libersa

Membros superiores vista posterior

Tuberosidade do m. deltoide

Faceta postero-superior do tubérculo maior

Faceta posterior do tubérculo maior

Redondo menor

Infraespinal

a. A parte espinal do deltoide

b. O infraespinal e o redondo menor

Os rotadores laterais do úmero são da PM
Esquema a partir de C. Libersa

Figura 70

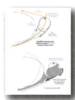

A coaptação da articulação do ombro resulta do antagonismo complementar entre AM e AL, de um lado, e PM, do outro.

A Figura 70a ilustra a complementaridade entre os músculos redondo maior e subescapular, de um lado, e infraespinal e redondo menor, do outro, na coaptação da articulação do ombro.

O peitoral maior de AM favorece a rotação medial do úmero. Lembremo-nos do que foi precisado no fascículo consagrado às AM: a escápula não se posiciona no plano frontal, mas obliquamente para a frente. Ela "se enrola" sobre a caixa torácica, de modo que **a cavidade glenoidal olhe mais anterior que lateralmente**.

Para posicionar a cabeça do úmero da melhor maneira possível em relação à cavidade glenoidal, é necessário apresentá-la com certo grau de rotação medial. **Os rotadores mediais (AL e AM) devem, então, ganhar dos rotadores laterais (PM).**

Recordemos também a importância da cabeça longa do bíceps braquial, cujo tendão mantém estreitas relações com a articulação do ombro, e que se conduz como um verdadeiro ligamento ativo da parte anterior da cápsula articular.

A Figura 70b evidencia os efeitos de um excesso de tensão PM na região escapuloumeral: os músculos infraespinal e redondo menor fixam o úmero em rotação lateral, favorecendo a *luxação da cabeça do úmero por via anterior*. Ao tentar recolocar a cabeça do úmero em boa posição, *a cabeça longa do bíceps se subluxa do sulco intertubercular*.

Isso constitui um terreno predisponente a uma forma de periartrite escapuloumeral, podendo mesmo conduzir à *ruptura do tendão* da cabeça longa do bíceps, o que foi frequentemente confirmado por minha experiência prática.

Figura 71

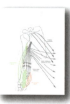

A cabeça longa do tríceps braquial prolonga a PM no braço.

A cabeça longa do tríceps braquial se insere sobre *o tubérculo infraglenoidal, no polo inferior da cavidade glenoidal*. Ela se une às fibras da cabeça lateral de PL e da cabeça medial de AP para terminar em um tendão comum sobre *a face superior do olécrano e as partes laterais adjacentes*. É comum encontrar uma lâmina fibrosa unindo o latíssimo do dorso ao tendão de origem da cabeça longa *(1)*.

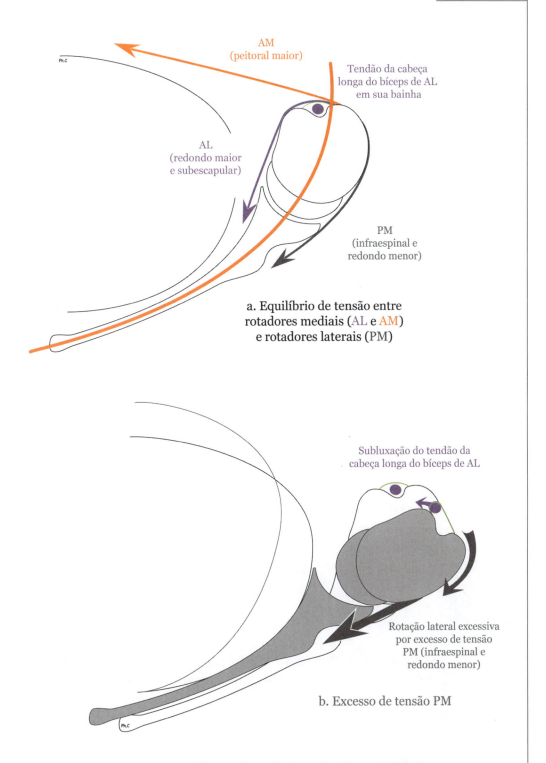

A coaptação do ombro depende do equilíbrio de tensão entre AL-AM e PM

Cadeias posteromedianas 147

O tríceps braquial é *extensor do cotovelo* e sua porção longa aproxima o braço do tórax, ainda mais porque o latíssimo do dorso o ajuda nessa ação, graças à expansão aponeurótica que os une.

O trapézio ascendente está aqui representado para lembrar o que foi dito na Figura 34: ele se associa à parte vertebral do latíssimo do dorso para aproximar a escápula do eixo vertebral. A cabeça longa do tríceps completa, então, essa ação, aduzindo o úmero.

Figura 72

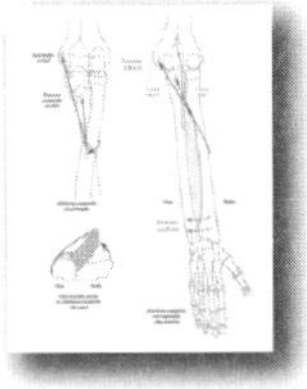

Os músculos pronadores redondo e quadrado fixam o braço em pronação.

O pronador redondo nasce *da face anterior do epicôndilo medial e do processo coronoide da ulna*.
Ele cruza, a seguir, a face anterior do antebraço, no sentido mediolateral e craniocaudal.
Ele termina *na face lateral da parte média do rádio*.
O pronador redondo mantém estreitas relações com *o nervo mediano, que se insinua entre suas duas cabeças, ulnar e umeral*, o que permite entrever a eventualidade de uma compressão, em caso de hiperatividade.

O pronador quadrado estende-se transversalmente da face medial da ulna para a face lateral do rádio, na face anterior do antebraço (em supinação).
Ele se estende do *bordo anterior do quarto caudal da ulna à face anterior do quarto caudal do rádio*.
Esses dois músculos fazem o rádio girar lateromedialmente em relação à ulna, levando, portanto, a mão em pronação.

Figura 73

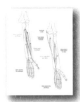

Os músculos flexor profundo dos dedos, flexor longo do polegar e flexor superficial dos dedos são de PM.

O músculo flexor profundo dos dedos nasce sobre *os três quartos craniais das faces anterior e medial da ulna*, a partir do processo coronoide, sobre *os dois terços laterais da membrana interóssea, acima do pronador quadrado*, e na *face anterior do rádio*, sob a tuberosidade do rádio.

Figura 71

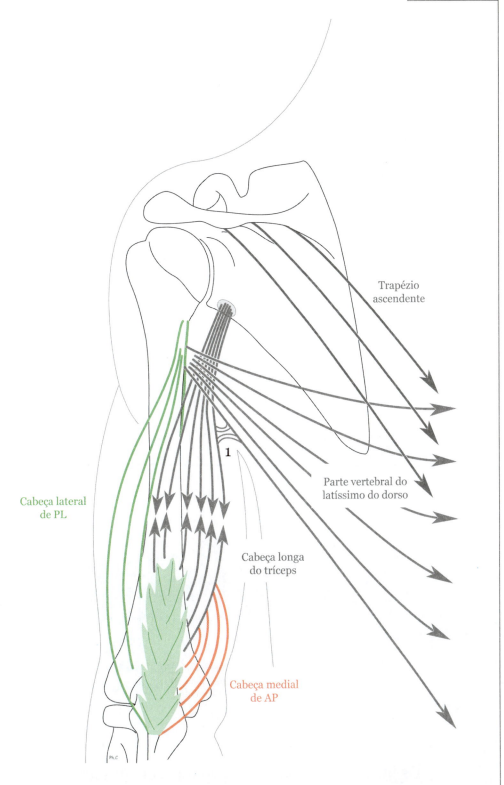

A cabeça longa do tríceps recebe uma expansão
do latíssimo do dorso
Segundo C. Libersa

Cadeias posteromedianas

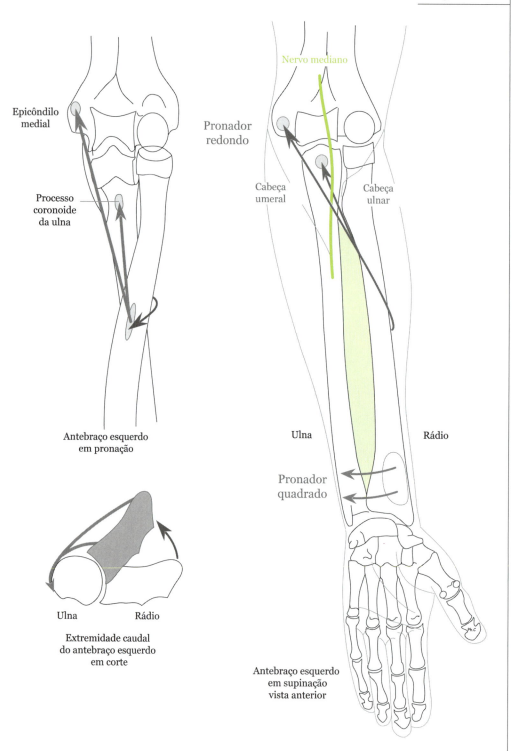

Os músculos pronadores redondo e quadrado
Segundo C. Libersa

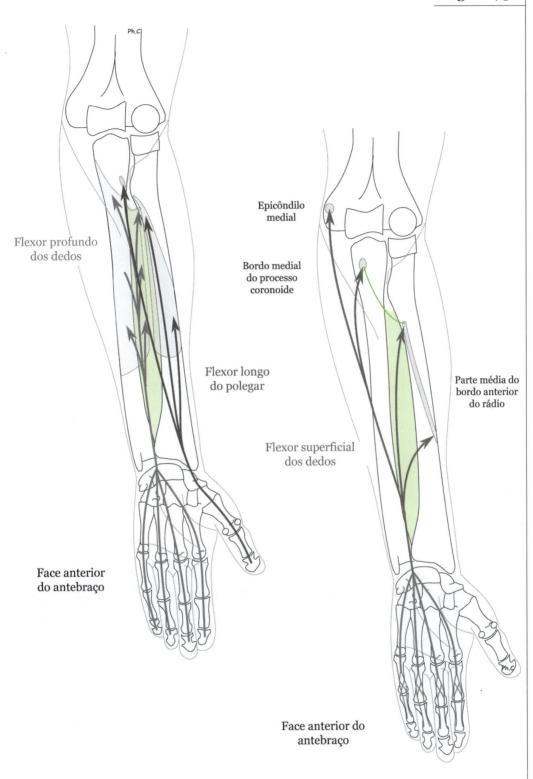

Os músculos flexor profundo dos dedos e flexor longo do polegar
Segundo C. Libersa

Ele termina em quatro tendões que, após terem deslizado dentro do túnel do carpo, perfuram os tendões terminais do flexor superficial para se inserir *na base da falange distal dos quatro últimos dedos.* Eles fornecem inserção aos músculos lumbricais.

O músculo flexor longo do polegar se insere sobre *os três quartos craniais da face anterior do rádio e o terço lateral da membrana interóssea,* e, frequentemente, *no processo coronoide da ulna.*

Seu tendão terminal passa sob o retináculo dos músculos flexores para se inserir *na base da falange distal do polegar.*

O músculo flexor superficial dos dedos recobre os precedentes.

Ele nasce do *epicôndilo medial,* do *bordo medial do processo coronoide da ulna* e da *parte média do bordo anterior do rádio.*

Seu ventre muscular se divide em quatro tendões que deslizam igualmente sob o retináculo dos músculos flexores.

Na altura das falanges proximais, esses tendões se dividem em duas linguetas para permitir a passagem dos tendões do flexor profundo dos dedos.

Estas se fixam sobre *as partes laterais da face anterior da segunda falange dos quatro últimos dedos.*

Não me estenderei sobre a complexidade das bainhas sinoviais digitais e digitocarpianas, nas quais escorrem os diferentes tendões dos músculos que acabamos de descrever. É, contudo, evidente que uma tração exagerada da parte desses músculos pode ter repercussões sobre elas.

Esses três músculos são *flexores dos dedos* e, secundariamente, *flexores da mão sobre o antebraço.* **A limitação da dorsiflexão do punho** é, consequentemente, frequente nos indivíduos que funcionam em PM. Isso aparece nitidamente na posição de quatro apoios: os sujeitos dessa tipologia não conseguem apoiar as palmas das mãos no chão e, sistematicamente, fecham os punhos.

Convém, no entanto, *diferenciar uma limitação consecutiva a uma retração dos flexores de PM de uma limitação resultante da retração dos palmares de AL.*

No primeiro caso, *os dedos se flexionam à dorsiflexão do punho,* enquanto, no caso de uma AL, a palma da mão se fecha transversalmente e o primeiro metacarpal é puxado em adução.

Figura 74

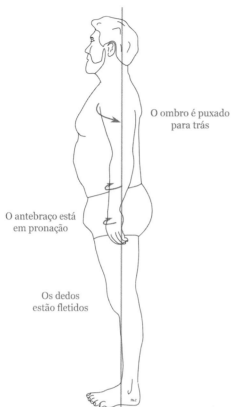
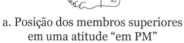

a. Posição dos membros superiores em uma atitude "em PM"

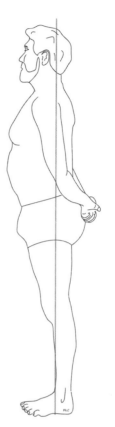

b. Os sujeitos "em PM" cruzam, de bom grado, as mãos ou os antebraços nas costas

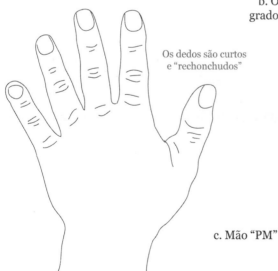

c. Mão "PM"

Morfologia da mão e posição dos membros superiores em uma tipologia PM

Cadeias posteromedianas 153

Figura 74

 Os membros superiores participam ativamente da recuperação do desequilíbrio anterior induzido por PM.

A Figura 74a mostra um posicionamento habitual dos membros superiores em sujeitos que funcionam em PM. Os ombros são puxados para trás e para baixo; os cotovelos, para trás; os antebraços, em pronação; as mãos, em flexão palmar e os dedos, em gancho.

Alguns chegam a cruzar as mãos, ou mesmo os antebraços, nas costas para frear o desequilíbrio anterior em seus deslocamentos (Figura 74b).

A Figura 74c ilustra as características de uma "mão PM": ela é pequena e rechonchuda e os dedos são curtos e ligeiramente fletidos em permanência.

Terceira parte

Princípios de tratamento

Mais uma vez, faremos referência aos vínculos entre o comportamento e a expressão corporal e retomaremos certos aspectos orgânicos e viscerais, com base no paralelo que Godelieve Denys-Struyf estabeleceu com a medicina tradicional chinesa.

As cadeias posteromedianas têm relação com a energia do rim e da bexiga.
Na filosofia da medicina tradicional chinesa, os rins correspondem **ao elemento água**, de que se encarregam juntamente com a bexiga, que assegura a eliminação dos dejetos.

A energia do rim encontra sua plenitude no inverno. Ela tempera o fogo (PA) no verão para permitir a passagem ao baço (AM). Está inativa na primavera (após o inverno) e frágil no fim do verão, quando o baço (AM) está em sua plenitude.

A energia de uma estação não é perversa, enquanto se conformar com a estação. No que diz respeito aos rins, **o frio seco** é mais propício ao equilíbrio.

Quando o rim está em vazio, a resistência ao frio diminui e o vazio aumentará a cada vez que fizer frio. A energia da estação se tornará nociva para o órgão não adaptado.

A energia do rim desempenha um importante papel na estocagem energética. No livro consagrado às cadeias anteromedianas, abordamos a função cumprida pela energia do baço na renovação da energia vital. Quanto aos rins, estes asseguram o armazenamento. Os diversos órgãos se apropriam da energia elaborada para suas próprias necessidades. O excedente é dirigido aos rins, onde essa energia será estocada. Isso constituirá uma energia de reserva, que poderá ser utilizada segundo as necessidades do organismo.

Essa estocagem é máxima no inverno, estação de plenitude da energia do rim.
No ciclo circadiano, é entre 15 e 17 horas que a bexiga está ativa, enquanto os rins são entre 17 e 19.
É a essa energia do rim que os chineses associam a noção de **energia ancestral**. Ela é transmitida hereditariamente e pode ser considerada um bônus para quem a recebeu de herança. Ela virá completar o estoque de energia renovável, relacionada com AM.

O brilho na pupila mostra o estado dessa essência energética.

A energia do rim se materializa, do ponto de vista psíquico, pela vontade, determinação e força mental e habilidade de criar.
Uma PM em equilíbrio, sobretudo se estiver subtensionada por um potencial inato, se caracteriza por uma energia a toda prova. *Ao contrário, um vazio do rim se caracteriza por uma falta de energia.*
A qualidade de uma PM ressoa sobre a do sono: uma PM de boa qualidade permite uma rápida recuperação dormindo pouco. Quando ela se degrada, sente-se uma fadiga crônica durante o dia, enquanto à noite há dificuldade para adormecer e a mente permanece ativa.

O gosto salgado é o sabor relacionado à energia do rim. Uma carência energética levará o sujeito a buscar o salgado, enquanto um excesso o afastará desse sabor.

À luz de dados embriológicos, Godelieve Denys-Struyf associava as glândulas suprarrenais e a hipófise anterior à PM.

As glândulas suprarrenais secretam diversos hormônios, entre os quais o cortisol, a corticosterona, a aldosterona e os androgênios:

O cortisol favorece *a reserva de carboidratos no fígado* e a destruição das proteínas, formando aminoácidos, e, finalmente, provoca *a redistribuição das gorduras.*

A aldosterona age diretamente sobre o funcionamento do rim e provoca *a retenção do sódio* no organismo e *a fuga do potássio na urina.*

Os androgênios são secretados pelas suprarrenais e nas gônadas. Eles são transformados em **testosterona**, que vem se somar àquela secretada nos testículos.

Um hiperfuncionamento favorece, na mulher, o aparecimento de caracteres masculinos (hiperandrogenia).

A medula suprarrenal secreta **a adrenalina e a noradrenalina**, que têm uma *ação constritora sobre os vasos periféricos e dilatadora sobre as coronárias.*

A estimulação da suprarrenal pela hipófise provoca **a secreção de adrenalina**, que *acelera o coração, aumenta a pressão arterial e a glicemia* e, finalmente, *dilata as musculaturas brônquicas e intestinais.*
Nossa prática confirma a frequência de **hipertensão arterial, bem como de problemas cardiovasculares**, em indivíduos que apresentam um excesso de PM.

A hipófise anterior secreta principalmente hormônios de crescimento:

O hormônio de crescimento representa a maior parte das secreções da hipófise anterior. Estas são controladas pela somatotropina e somatostatina, produzida pelo hipotálamo.
Esse hormônio de crescimento estimula, por sua vez, a produção de somatomedina, que *intervém nos processos de crescimento* a partir do fígado. *Ela ativa igualmente a divisão celular e ajuda na formação de cartilagem.*
O máximo de secreção ocorre durante os quatro primeiros anos e continua até o fim da adolescência.

A hipófise anterior secreta igualmente a corticotrofina, secreção que se efetua sob controle do hipotálamo. Esse hormônio estimula *a secreção de hormônios esteroides pelas suprarrenais* (cortisol, aldosterona, testosterona e estrogênios).

A hipófise libera ainda o hormônio estimulante da tireoide (TSH), cuja secreção está sob controle da tireoliberina secretada pelo hipotálamo. O papel desse hormônio é estimular a produção de hormônios tireoidianos, que participam *da regulação da temperatura e do crescimento*.

O hormônio folículo estimulante (FSH) e o hormônio luteinizante (LH), também produzidos por outras células da hipófise, são **gonadotróficos**. Eles são responsáveis pela *maturação dos órgãos genitais e pelo crescimento dos adolescentes*, sendo secretados sobretudo *no momento da puberdade*.

Longe de mim a ideia de complicar as coisas ao abordar noções que dizem respeito muito mais a um médico ou biólogo. Simplesmente me parece interessante resumir o papel dessas diferentes substâncias para melhor compreender como podemos chegar ao quadro clínico que encontramos frequentemente nos terrenos PM em excesso. Este se caracteriza, de fato, por **uma tendência a acumular gordura**, particularmente no tronco, o tecido adiposo se localizando sobretudo em torno das vísceras na parte abdominal. **A descalcificação e a artrose** podem incrementar o quadro, que pode parecer alarmante. Lembremo-nos de que tal quadro se aplica ao caso de uma degradação da PM, que, felizmente, apresenta também grandes vantagens enquanto permanece equilibrada.

Um comunicado publicado, há alguns anos por Jean Dubousset, professor do departamento de cirurgia pediátrica do Hospital São Vicente de Paula, em Paris, parece-me igualmente interessante para melhor compreender a escoliose. Sua equipe trabalhou sobre uma descoberta fortuita de Marie-Jeanne Thrillard, que, no âmbito de suas pesquisas sobre a **melatonina**, favoreceu o aparecimento de escolioses em pintos de poucos dias, aos quais ela submeteu uma exerese da epífise. Eles mostraram, em colaboração com pesquisadores da Universidade de Tóquio, que era possível interromper o aparecimento dessa deformação pelo autoenxerto subcutâneo da epífise, seguido de prescrição de melatonina, sob a condição de que isso seja praticado nos primeiros dias após a extração da epífise.

Inversamente, a prescrição concomitante de hormônio de crescimento (secretado pela hipófise) conduz ao agravamento do fenômeno. À luz das pesquisas efetuadas sobre a questão, ele reconhece a escoliose como uma **afecção decorrente de um problema neurológico central, provavelmente genético, relacionado à estação bípede, que se acompanha de distúrbios do controle proprioceptivo.**

Esses trabalhos trazem água ao nosso moinho, na medida em que Françoise Mézières e Godelieve Denys-Struyf consideravam, cada uma a seu modo, o excesso de atividade nas cadeias posteriores um fator que favorecia o aparecimento de uma escoliose evolutiva.

A primeira via apenas uma etiologia mecânica, estipulando o excesso de lordose como lesão primária, que induzia secundariamente as deformações nos outros planos, entre os quais o das rotações. Godelieve Denys-Struyf abordou o problema de forma mais ampla ao falar de um terreno PM predisponente à escoliose. Para ela, a noção de terreno engloba, além da atividade nas cadeias posteromedianas, um comportamento psicológico particular, tal como repercussões viscerais e glandulares. **No que diz respeito ao terreno PM, ocorreria uma hiperatividade da hipófise anterior, onde são produzidos os hormônios de crescimento.** Ainda no mesmo registro, **ela associa a epífise à PA e pontua que a PM, em seus possíveis excessos, tende a sufocar PA. Ora, ela associou o controle da propriocepção à PA.**

Os efeitos de uma PM sobre os ossos do crânio influenciariam, talvez, a fisiologia da hipófise e da epífise, por meio das tensões infligidas sobre as membranas intracranianas. De qualquer modo, parece haver uma correlação entre as observações feitas em nosso modesto nível e o resultado dos trabalhos evocados no parágrafo precedente.

Meu objetivo não é afirmar que, ao tratarmos uma PM com as nossas ferramentas, poderemos solucionar tudo, inclusive no contexto hormonal. Penso, contudo, que temos um papel a assumir no tratamento dessa afecção, sob a condição, entretanto, de que ultrapassemos o âmbito da simples mecânica.

Figura 75

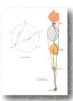

A Figura 75a ilustra a posição de PM sobre a estrela, no contexto de uma pentacoordenação ideal em relação a AM e PA.

Idealmente, AM controla PM enquanto AP tempera. PM controla PA enquanto AP tempera. Precisaremos essas noções fazendo referência à biomecânica (Figura 75b).

AM controla PM em sua residência, o tórax, ao instalar ali seu feudo. Os músculos retos do abdome e as partes esternocostal e abdominal dos peitorais maiores de AM são os atores principais desse controle, *impedindo PM de horizontalizar o esterno e desalojar a oitava vértebra torácica de sua posição no ápice da cifose.*

O controle entre PM e PA se exerce de forma diferente daquela entre as estruturas já evocadas. De fato, AL, PL e AM instalam, todas, seu feudo na residência daquelas que elas controlam.

No caso que nos interessa, o controle se exerce a distância porque o feudo de PM se situa nos membros inferiores, do calcanhar até a pelve, enquanto a residência de PA se situa na região da massa cefálica e seu feudo, no pescoço.

Sob condição de que sua ação seja coordenada com a de AM, que assegura o desaferrolhamento do joelho, uma "boa" PM contribui, também, para *a manutenção da ancoragem no chão:*

- ponto fixo caudal, o sóleo contribui para a verticalização do esqueleto da perna e freia a queda para a frente;
- os isquiotibiais mediais asseguram *a verticalidade do ilíaco,* em cooperação com o glúteo máximo, que se ocupa mais precisamente *do sacro, freando sua tendência natural à flexão anterior e à desancoragem.*

Estimulados pelo quadríceps de AP, *que empurra o chão,* o longo do pescoço e os músculos prevertebrais erigem a coluna cervicotorácica e orientam o ápice do crânio ao zênite. O occipital, que PA puxa para cima, se distancia, então, do sacro, que PM mantém preso embaixo.

Em minha opinião, o controle entre essas duas cadeias está muito mais próximo de **um controle recíproco e a distância**.

PA tende para as nuvens enquanto PM e AM se esforçam para manter os pés no chão.

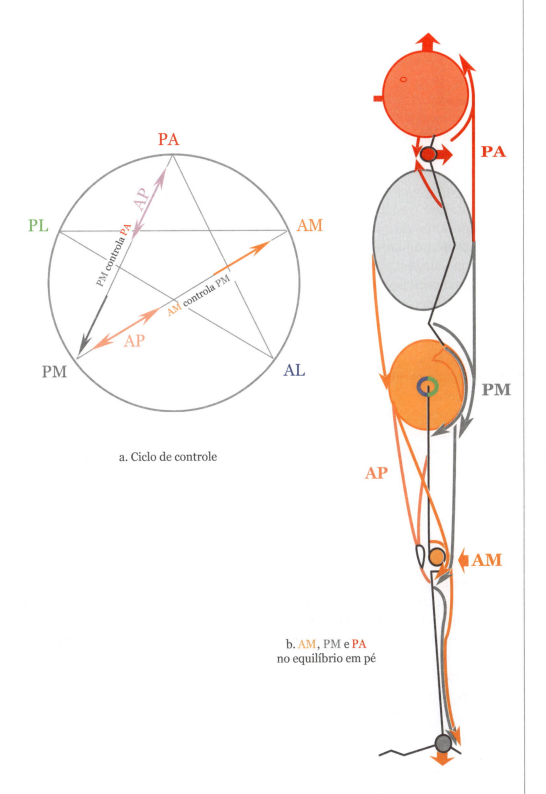

a. Ciclo de controle

b. AM, PM e PA no equilíbrio em pé

Pentacoordenação no seio do triângulo PM

Figura 76

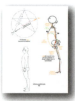

Uma PM excessiva domina AM, que não consegue mais controlar a posição do esterno e, pelo mesmo mecanismo, a ancoragem de T8 no ápice da cifose.

Os músculos epaxiais, trabalhando em corda de arco, apagam a *cifose fisiológica, cujo ápice se desloca, quase sempre, para T7*. AM fica distendida em seu feudo e não consegue mais controlar essa PM. Ocorre, portanto, uma inversão de controle.

Na pelve, a residência de AM, a situação não é melhor, dado que PM, ao horizontalizar o sacro, *distende o períneo no plano sagital*. Este último compensa *flexionando o cóccix*.

A propulsão anterior do tórax e a horizontalização do esterno obrigam o diafragma, distendido anteroposteriormente, a *descer seu centro frênico*. Isso induz uma pressão sobre o estômago e uma *tração sobre o esôfago, que flexionará a coluna torácica acima de T4*, por meio das fibras de Charpy, que o ligam a essa região. O aparecimento dessa cifose, entre C7 e T4, é frequente após anos de PM excessiva.

A tensão do esôfago se transmite aos *músculos da faringe*, bem como aos *hioideos, que recuarão a mandíbula*. Lembremo-nos de que Godelieve Denys-Struyf considerava o recuo da mandíbula *o sinal de um freio à expressão de uma AM*.

Os músculos adutores da coxa participam frequentemente da escalada de tensão entre uma PM e uma AM reativa. Na busca de uma partilha de território, eles tomam para si o plano frontal e *aduzem os fêmures, complicando o recurvatum pelo acréscimo de um genuvalgo*.

Para terminar, não raro *AM encontra refúgio nos pés, particularmente na altura do primeiro metatarsal, exageradamente abduzido pelo abdutor do hálux*, numa última tentativa de reancorar a base do hálux ao chão, em reação ao varo do pé instalado por PM, principalmente à esquerda.

É importante diferenciar um hálux valgo dentro de um contexto globalmente AM, ou seja, uma tipologia caracterizada por um grande número de marcas AM, assinalando sua dominância, de um hálux valgo como marca *isolado de uma AM, em um contexto PM dominante*. Os resultados, aliás, são muito mais positivos neste último caso, sob condição, todavia, de que se leve em consideração os mecanismos de ação e reação a distância e de que não se contente com uma intervenção local, fadada ao fracasso.

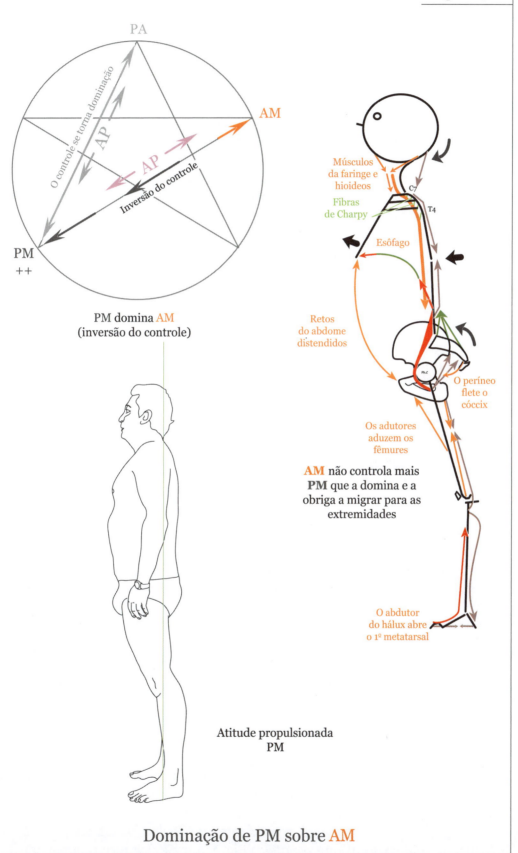

Figura 76

Dominação de PM sobre AM

Figura 77

As competições entre PM e AM são frequentes. A escalada de tensões entre essas duas cadeias impõe uma partilha de território cada vez mais complexa.

No caso de uma competição, o problema não mais consiste em determinar quem é causal, quem é reativo. O número de marcas é sensivelmente o mesmo para as duas estruturas.

O trabalho de desescalada deverá ser feito em alternância sobre as duas cadeias.

A Figura 77a apresenta o caso de uma partilha de território em todos os andares. Os indivíduos dessa tipologia são geralmente rígidos e apresentam uma exageração das curvas. Reenvio o leitor à Figura 33, em que estão detalhados os efeitos dessa competição sobre o tórax, e me contentarei em precisar que, nessa divisão de território, o esôfago de AM *fixa a cifose*, enquanto PM se recupera na região costal e *desdobra a caixa torácica anteriormente*. Essa PM *achata as lordoses lombar e cervical*.

A Figura 77b ilustra o caso de outra forma de divisão de território, em que PM e AM conservam o poder em seus respectivos feudos.

A AM imprime sua marca na coluna vertebral e no tórax: *um enrolamento dos ombros, uma cifose longa e um afundamento do esterno.*

A PM imprime sua marca nos membros inferiores: *pé cavo, recurvatum de tíbia e extensão do quadril.*

A PM passa em ponte sobre a região torácica posterior sem imprimir sobre ela suas marcas, mas se recupera na altura *da massa cefálica, que ela bascula posteriormente.*

Em certos casos, ela chega a horizontalizar o sacro. Essa marca, que associa uma inversão de curva lombar a uma horizontalização do sacro, *provoca muitas dores e favorece a degeneração do disco intervertebral L5-S1.*

Figura 78

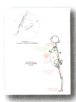

Uma PM excessiva sufoca PA e AP e obriga-as a trabalhar a seu serviço.

Os músculos flexores dos dedos e do sóleo *aferrolham a tíbia em recurvatum*. Em reação, os extensores dos dedos de AP, a partir de um ponto fixo sobre a perna, transformam os dedos em garras, instalados por PM na deformação denominada *dedos em martelo*.

O quadríceps *confirma o recurvatum do joelho* instalado por PM a partir da tíbia e *ascenciona a patela*. Ele não mais favorece o empurrar do

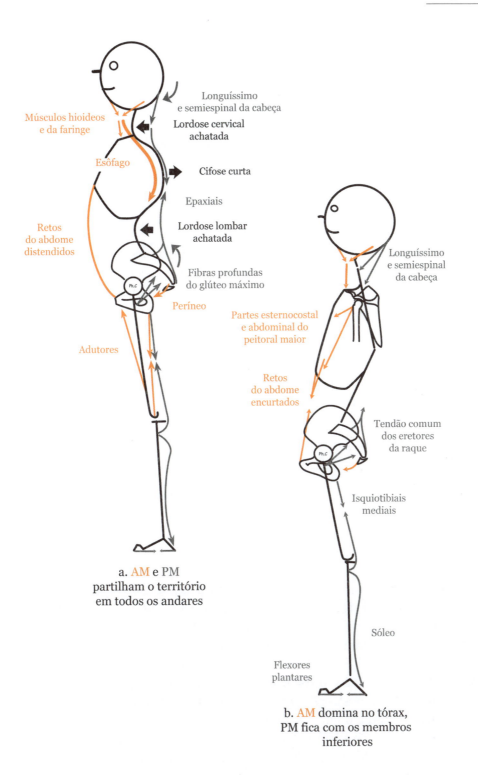

Figura 77

Competição PM-AM

Cadeias posteromedianas

chão e, portanto, o autocrescimento, mas *participa da propulsão anterior do tronco.*

O glúteo máximo aferrolha o quadril em extensão, enquanto os epaxiais, trabalhando em corda de arco, apagam a lordose lombar acima de um sacro horizontal.

Os iliopsoas perdem, então, os quadris, de quem são defesa convexitária, bem como a lordose lombar, de quem são os guardiões. *As tensões nesses músculos são frequentes em um quadro clínico PM.* Elas são quase sempre mal interpretadas e consideradas causais. Muito mais do que alongá-los, convém devolver-lhes aquilo que perderam, ou seja, *a flexão dos quadris* e, sobretudo, *a lordose fisiológica centrada em L3.*

O diafragma, distendido entre um esterno horizontal e projetado anteriormente e uma coluna lombar em delordose, vê-se obrigado a "pegar a tangente", *descendo o centro frênico. Suas fibras musculares perdem progressivamente a verticalidade indispensável à sua boa fisiologia.*

A fáscia visceral endotorácica e, particularmente, o saco pericárdico sofrem uma fortíssima tração vertical e reduzem sua luz. *O coração se encontra certamente comprimido, o que poderia agravar os riscos de problemas cardíacos tão frequentes nessas tipologias.*

Os músculos semiespinal e longuíssimo da cabeça *basculam a cabeça posteriormente e obrigam C1 a deslizar para a frente.*

Os músculos suboccipiais reagem a esse deslizamento, porém, encontrando-se privados de um ponto fixo sobre o occipital, *invertem-no e confirmam a deformação induzida por PM.*

Na vida, há etapas particularmente delicadas para essa PM

O nascimento é a primeira delas, com a passagem da grande para a pequena bacia, que obriga a adotar uma postura PM. Se essa passagem dura muito tempo, a PM corre o risco de se marcar o corpo, imprimir marcas desorganizantes, particularmente na região do crânio.

Nos três primeiros meses de vida, os psicomotricistas preconizam *evitar, na medida do possível, a posição de decúbito ventral prolongada,* que favorece, além de tudo, a instalação de uma PM excessiva na região da pelve e da coluna vertebral. No nível pélvico, isso pode conduzir à *desancoragem do sacro,* enquanto, no nível vertebral, *é a ancoragem de AM em T8 que pode estar comprometida.*

O período de aquisição da marcha é igualmente uma fase de risco para a PM, sobretudo se ela se situar muito cedo. Basta observar uma criança dando seus primeiros passos para se convencer disso.

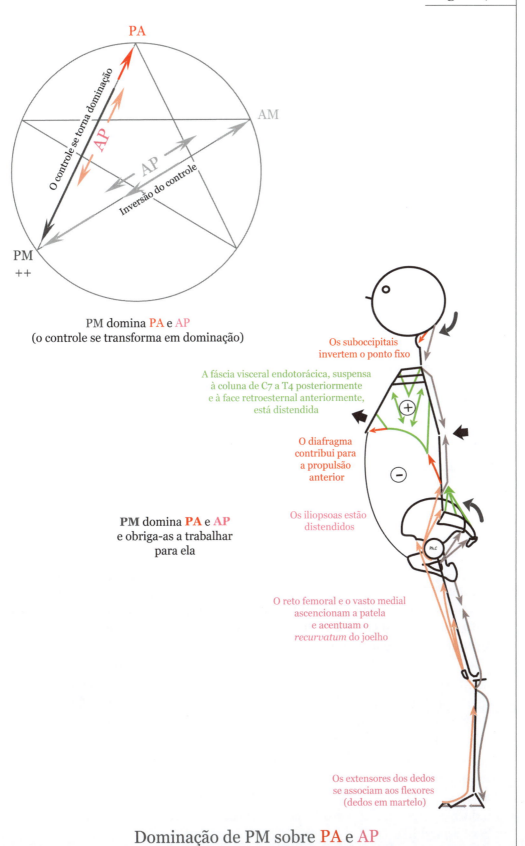

Figura 78

Dominação de PM sobre PA e AP

Precauções terapêuticas específicas para PM

Os indivíduos dessa tipologia são particularmente voluntariosos e parecem inabaláveis, mas essa aparente impressão de força esconde, às vezes, um vazio de energia. **Convém, portanto, diferenciar um verdadeiro excesso de PM de um excesso de tensão nas cadeias posteromedianas, engendrado por um vazio de energia PM.**

No método de Godelieve Denys-Struyf, a noção de **projeto** ocupa um lugar importante. Quero falar da *bagagem* que herdamos de nossos pais, como uma "predisposição para", **um potencial que só demanda ser realizado**. É preciso, para tanto, que o vivido da primeira infância assim o permita.

A maneira como a criança vai captar, ao sabor de suas experiências vivenciadas, os elementos necessários à estruturação das diferentes facetas de sua personalidade pode favorecer ou, ao contrário, entravar a realização desse projeto.

Isso conduziu a autora a estabelecer a **diferença entre um excesso sobre um potencial e um excesso sem potencial**.

No primeiro caso, de um excesso sobre um potencial, o sujeito conseguiu realizar seu projeto. Com essa bagagem, ele recebeu as ferramentas suscetíveis a facilitar a realização de seu projeto.

Para nos referirmos, novamente, a elementos de pura mecânica, podemos retornar a algumas noções desenvolvidas sobre o tema da pelve.

Segundo a autora, a forma do crânio e a do sacro seriam reveladoras do projeto. Reenvio o leitor à obra de Godelieve Denys-Struyf e à Figura 46 da presente obra, bem como à Figura 46 deste livro, em que foi precisado que **um sacro arqueado poderia se relacionar a um projeto PM**. Esse tipo de sacro apresenta igualmente um ângulo de conformação mais agudo e parece *concebido para um posicionamento mais horizontal, logo, mais apto a suportar uma PM em excesso.*

O aparelho locomotor de um indivíduo apresentaria, portanto, desde o início, características favoráveis a um posicionamento e um modo de funcionamento específicos.

Compreenderemos que, nesse caso, *o excesso de PM tem chances de ser mais bem vivido.* Isso não significa que não haja riscos nesse excesso. Pode ocorrer problemas, porém é possível que só apareçam muito mais tarde.

O excesso de tensão nas cadeias posteromedianas pode estar subtensionado por uma necessidade de encontrar a energia PM que não foi recebida de herança. **Estamos falando agora de excesso sem potencial.** Contentar-se com a ponta exposta do *iceberg* conduz a alongar uma estrutura que está, na verdade, se defendendo. O resultado será apenas tornar esta uma cadeia ainda mais reativa. O método G.D.S. fornece chaves para evitar que se caia nessa armadilha.

Essa PM está ligada ao osso, como a energia do rim na medicina chinesa. Uma PM degradada fecha-se em uma armadura, *substituindo progressivamente a falta de consciência de sua estrutura interior, seu esqueleto, por uma* **carapaça muscular**. Godelieve Denys-Struyf dizia:

> *"Quando eu não tenho consciência da minha tíbia,*
> *eu fabrico uma para mim, com meu sóleo;*
> *Quando eu não tenho consciência do meu fêmur,*
> *eu fabrico um para mim, com meus isquiotibiais;*
> *Quando eu não tenho consciência do meu sacro,*
> *eu fabrico um para mim, com meu glúteo máximo;*
> *Quando eu não tenho consciência de minha coluna vertebral,*
> *eu fabrico uma para mim, com meus paravertebrais..."*

Ela deduziu que, **para frear a hiperatividade dessa PM de maneira duradoura, é imperativo passar pela conscientização do esqueleto.** Nesse sentido, ela vai ao encontro dos princípios da Eutonia de Gerda Alexander.

Não é tarefa simples conscientizar o esqueleto de um paciente cuja percepção do próprio corpo está reduzida. Fica ainda mais difícil aplicar o princípio quando se tem em vista que os indivíduos que funcionam em PM apreciam e solicitam manobras que os façam transpirar. É difícil, às vezes, simplesmente despertar nessas pessoas o interesse no tratamento. Para atingir nossos objetivos, será preciso fazermos um exercício de paciência (que eles não têm) e imaginação.

As percussões ósseas podem completar eficazmente os alongamentos, **bem como a visualização, contanto que se faça referência a imagens justas.**

Os alongamentos são bem mais eficazes quando realizados com um esqueleto consciente.

Foi, para mim, uma grande revelação, após anos de prática de alongamentos, compreender seus limites e apreciar a eficácia dessas ferramentas aparentemente inofensivas.

Que terapeuta nunca se confrontou com casos de pacientes que se bloqueiam no primeiro dia das férias ou logo antes de viajar? Trata-se de uma PM que foi "esticada" sem descanso durante um longo período e solta subitamente, como um "tiro". Também nesse caso, *alongar essa PM talvez não seja a melhor solução, pois há um risco real de esvaziá-la ainda mais.*

"Arranhar" com as unhas ou uma escova o trajeto das cadeias é útil para devolver a energia. Arranharemos de cima para baixo, porém partindo dos pés:

> Arranhar a panturrilha de cima até embaixo,
> então a coxa também de cima até embaixo.
> Em seguida, os glúteos
> e, finalmente, as costas, sempre de cima para baixo.

O trabalho sobre a pele, especialmente na área da coluna vertebral, permite ganhar tempo. Em um terreno PM, a pele das costas é frequentemente difícil de descolar, aumentando ainda mais a rigidez dessa região do corpo. Um trabalho de abertura, alargamento dessa zona dorsal permite, além de tudo, despertar a consciência de uma região de nosso corpo dificilmente controlável visualmente. Essa abordagem é particularmente indicada no tratamento de sujeitos escolióticos.

Para terminar, lembremo-nos de que os indivíduos que funcionam em PM são frequentemente hiperativos. **O desapego** não é apenas **difícil de obter** como sua obtenção pode, ainda por cima, constituir uma **provação**. A necessidade de ser útil e de agir tornou-se seu *leitmotiv*[3].

---

3. Termo alemão empregado em diversos campos do conhecimento. Em psicologia, refere-se a um tema ou discurso que se repete com insistência, muitas vezes inconscientemente.

Conclusão

Terminamos o estudo detalhado das marcas de uma atividade nas cadeias posteromedianas.

A leitura deste tomo consagrado à PM poderia deixar a impressão de que esta seja a cadeia problemática, o que aparece com grande frequência nas trocas com nossos alunos. Efetivamente, coloca-se um acento nas marcas desorganizantes, uma vez que esta obra se destina a terapeutas, que são levados a atender às expectativas de pacientes que sofrem pelo excesso de tensão em PM. Isso não deve fazer que esqueçamos as marcas úteis dessa estrutura.

Mesmo que pareça bastante contraditório, uma boa PM estabiliza a bacia, enquanto uma PM degradada a instabiliza, desancorando o sacro. Tal paradoxo é relativamente válido para todas as cadeias. Devemo-nos lembrar de que o objetivo de nossa intervenção terapêutica não é alongar uma cadeia até inibi-la completamente, mas ajudá-la a reencontrar sua utilidade na complementaridade com as demais.

A PM não foi condenada a nos propulsionar adiante, horizontalizando nosso sacro. Ela pode também entrar em acordo com AM e PA para nos manter eretos entre céu e terra.

O que vale para a mecânica vale igualmente para o âmbito comportamental. Conheço muitas pessoas que apresentam características de uma PM afirmada e nem todas são autoritárias e teimosas. A PM também é capaz de ser humilde, até mesmo abnegada.

Foi graças à sua necessidade de dominar o conhecimento e a competência que essa PM permitiu que nossos longínquos ancestrais ultrapassassem os perigos de uma natureza hostil, pois desconhecida. A PM de sobrevivência é sempre útil nos dias atuais, em um mundo onde a competitividade prima acima de tudo.

A PM traz o rigor que, com um pouco de AP, pode se acompanhar de flexibilidade. Ela tende em direção ao que é racional e constitui, aí, um complemento ideal para PA, que é mais atraída pela espiritualidade.

Godelieve Denys-Struyf dizia que, para fazer bom pesquisador, é preciso primeiro uma boa PA-AP, que, graças às suas antenas, capta as coisas e atesta muita intuição.

A PM deveria vir em seguida para analisá-las, depois compreender seu funcionamento, a fim de definir o campo de aplicação.

É o que deveríamos aplicar, hoje em dia, ao campo das ciências médicas, com as famosas "evidências".

Se é fato que não se pode deixar tudo no estágio do empirismo, que é necessário quantificar objetivamente os resultados, é forçoso constatar que as maiores descobertas vieram daí. É realmente indispensável demonstrar tudo? Atualmente, os congressos se resumem a intervenções que visam provar a eficácia de tal técnica ou tal manobra, em um campo de aplicação limitado, para que seja reprodutível. Não vejo de que forma isso possa ser aplicado à noção de globalidade que me é tão cara. Ainda por cima, como fazer as coisas evoluírem se devemos obrigatoriamente nos ater aos fatos já declarados como científicos?

Não podemos explicar tudo. O essencial não é que nossos pacientes sejam aliviados, mesmo que isso passe por mecanismos complexos que coloquem em jogo o famoso efeito placebo?

Onde está a fronteira entre o que é verdadeiramente científico e o que não é? Pergunto-me se o problema não estaria em outro lugar. Penso ser, no entanto, um ardoroso defensor dessa complementaridade entre PA, AP e PM, tendo frequentado a boa escola à sombra de Godelieve Denys-Struyf. Não fazia outra coisa além de passar de uma a outra sem cessar.

É nessa abordagem que se inscreve minha contribuição, na tentativa de facilitar essa leitura do corpo e sua interpretação com fins terapêuticos. Alguns pensarão que há muita PM nessa conduta e é verdade, mas ela veio da experimentação sobre o terreno com os pacientes em meu consultório. Penso que um bom conhecimento da anatomofisiopatologia permite um desapego propício a uma melhor escuta.

Referências bibliográficas

AGINSKI, A. *Sur le chemin de la détente*. Paris: Trédaniel, 1994.

ALEXANDER, G. *Le corps retrouvé par l'eutonie*. Paris: Tchou, 1977.

BEAUTHIER. J. P.; LEFEBVRE, P. *Traité d'anatomie (de la théorie à la pratique palpatoire)*. Bruxelas: De Boeck-Université, 1990.

BIENFAIT, M. *Les fascias*. Bordeaux: Société d'édition Le Pousoé, 1982.

CAMPIGNION, P. *Les chaînes musculaires et articulaires G.D.S. Précis. Respir--Actions*. Paris: Frison-Roche, 2007.

_____. *Les chaînes musculaires et articulaires concept G.D.S. Notions de base*. Ed. Ph. Campignion, 2001.

_____. *Les chaînes antéro-latérales*. Ed. Ph. Campignion, 2004.

_____. *Les chaînes postéro-latérales*. Ed. Ph. Campignion, 2006.

_____. *Les chaînes antéro-médianes*. Ed. Ph. Campignion , 2010.

CHAUVOIS, A.; FOURNIER, M.; GIRARDIN, F. *Rééducation des fonctions dans la thérapeutique orthodontique*. Paris: Sid Éd., 1991.

CURTIL, P.; METRA, A. *Traité pratique d'ostéopathie viscérale*. Éditions Frison--Roche, 1997.

DENYS-STRUYF, G. *Les chaînes musculaires et articulaires*. Bruxelas: ICTG.D.S., 1987.

DEPREUX R.; LIBERSA, C. *Anatomie, schémas de travaux pratiques*. Paris: Vigot, 1988.

De SEZE, S.; DJIAN, A. *La radiographie vertébrale*. Diagnostic au service du généraliste par de Visscher A., 5. ed. Paris: Maloine, s/d.

DOLTO, B. J. *Le corps entre les mains*. Paris: Éditions Vuibert, 1976 e 2006.

EHRENFRIED, L. *De l'éducation du corps à l'éducation de l'esprit*. Ed. Aubier Montaigne, 1956.

FAUBERT, A. M. *Traité d'acupuncture traditionnelle*. 10. ed. Paris: Guy Trédaniel éditeur, 1977.

FELDENKRAIS, M. *L'évidence en question, édité par l'inhabituel*.

FISCHER, R. *Le chevalier à l'armure rouillée*. Paris: Ambre Éditions, 2005.

FRERES M. *Méthode rythmique d'harmonisation myotensive*. Collection SBORTM. Éditeur OMC, 1985.

GOSLING, J. A.; HARRIS, P. F.; HUMPHERSON, J. R.; WITHMORE, I.; WILLIAN, P. L. T. *Human anatomy*. Londres: Gower Medical Publishing, 1990.

HAZARD, J.; PERLEMUTER, L. *Abrégé d'endocrinologie*. Masson, 1978.

JONES, L. H. *Correction spontanée par repositionnement*. Collection SBORTM. Éditeur OMC, 1980.

KAHLE, W. LEONHARDT, H.; PLATZER, W. *Anatomie*. Paris: Flammarion Médecine--Sciences, 1978.

KAPANDJI, I. A. *Physiologie articulaire (schémas commentés de mécanique humaine)*. 2. ed. Paris: Maloine, 1968.

KELEMAN, S. *Emotional anatomy*. Califórnia: CenterPress, 1985.

_____. "L'allaiter d'aujourd'hui". N° 28 LLL France, 1996.

LABORIT, H. *La légende des comportements*. Paris: Flammarion, 1994.

LANZA, B.; AZZAROLI-PUCETTI, M. L.; POGGESI, M.; MARTELLI, A. *Le Cere Anatomiche della Specola*. Firenze: Arnaud, 1993.

LESAGE, B. *Jalons pour une pratique psycho-corporelle*. Collection l'Ailleurs du Corps. Ed. érés, 2012.

RATIO, A. *Le crâne en ostéopathie*. Ed. André Ratio, 2012.

LITTLEJOHN, J. M. *Mécaniques de la colonne vertébrale et du bassin*, transmis par WERNHAM J. à l'école européenne d'ostéopathie de Maidstone G.B.

MEZIERES, F. *Gymnastique statique*. Paris: imprimerie polyglotte Vuibert, 1947.

NETTER, F. D. *Atlas of human anatomy*. Nova Jersey: Ciba-Geigy Corporation, 1990.

PATTE, J. *La méthode Mézières, une approche globale du corps*. Collection Sport et Santé. Ed. Chiron, 2009.

RATIO, A. *Le crâne en ostéopathie, l'art et la manière*. Ed. André Ratio, 2012.

PIRET, S.; BEZIERS, M. M. *La coordination motrice*. Paris: Masson, 1971.

ROUVIERE, H.; DELMAS, A. *Anatomie humaine*. 13. ed. Paris: Masson, 1992.

SAMSON; WRIGHT. *Physiologie appliquée à la medicine*. 2. ed. francesa. Paris: Flammarion Médecine-Sciences, 1980.

TESTUT. *Traité d'anatomie humaine*. 6. ed. Paris: Éditions Octave Doin et fils, 1912.

TESTUT; JACOB. *Traité d'anatomie topographique*. 3. ed. Paris: Éditions Octave Doin et fils, 1914.

TRAVELL, J.; SIMONS, D. *Douleurs et troubles fonctionnels myofasciaux (3 tomes)*. Éditions Haug International.

UPLEDGER, J. E. *Thérapie crânio-sacrée*. Paris: IPCO.

VALENTIN, B. *Autobiographie d'un bipède*. Bélgica: Ed. B. Valentin.

_____. *Enseignement de la méthode Mézières*, 1976-77.

_____. *Enseignement de la méthode G.D.S. à Wégimont*, 1980-81.

_____. Documents d'archives et cours donnés par madame Godelieve Denys-Struyf.

_____. Discussions et échanges avec Madame Godelieve Denys-Struyf.

_____. *Formation à l a relation d'aide avec madame Françoise Blot*, 1994-1995.